·中医考试必备掌中宝

主　编　于丽芳

编　委　代文杰　马晓鹏　申仲凯　王　花
　　　　王旭东　药红霞　王雅琴

山西出版传媒集团
山西科学技术出版社

图书在版编目(CIP)数据

中药学/于丽芳主编．—2版．—太原：山西科学技术出版社，2012.9(2025.8重印)
(中医考试必备掌中宝典)
ISBN 978－7－5377－4238－2

Ⅰ．①中…　Ⅱ．①于…　Ⅲ．①中药学—中医师—资格考试—自学参考资料　Ⅳ．①R28

中国版本图书馆CIP数据核字(2012)第174418号

·中医考试必备掌中宝典·

中药学

主　编　于丽芳
出　版　山西出版传媒集团·山西科学技术出版社(太原建设南路21号 邮编：030012)
发　行　山西出版传媒集团·山西科学技术出版社(电话：0351—4922121)
印　刷　山西基因包装印刷科技股份有限公司
开　本　850×1168　1/128　印张　1.5　字数　50千字
版　次　2012年9月第2版　2025年8月第30次印刷
书　号　ISBN 978－7－5377－4238－2
定　价　5.00元

目　录

第一章　解表药 ………… 1
第一节　发散风寒药 ……………………… 1
麻黄 ……………………… 1
桂枝 ……………………… 2
紫苏 ……………………… 2
生姜 ……………………… 3
香薷 ……………………… 3
荆芥 ……………………… 4
防风 ……………………… 4
羌活 ……………………… 5
白芷 ……………………… 5
细辛 ……………………… 6
藁本 ……………………… 6
苍耳子 …………………… 7
辛夷 ……………………… 7
第二节　发散风热药 ……………………… 8
薄荷 ……………………… 8
牛蒡子 …………………… 9
蝉蜕 ……………………… 9
桑叶 ……………………… 10
菊花 ……………………… 10
蔓荆子 …………………… 11

柴胡 …………………… 11
升麻 …………………… 12
葛根 …………………… 12
第二章　清热药 ……… 13
第一节　清热泻火药 …
…………………………… 13
石膏 …………………… 13
知母 …………………… 14
芦根 …………………… 14
天花粉 ………………… 15
竹叶 …………………… 15
栀子 …………………… 16
夏枯草 ………………… 17
决明子 ………………… 17
第二节　清热燥湿药 …
…………………………… 18
黄芩 …………………… 18
黄连 …………………… 18
黄柏 …………………… 19
龙胆草 ………………… 20
秦皮 …………………… 20
苦参 …………………… 21
白鲜皮 ………………… 21
第三节　清热解毒药 …
…………………………… 22
金银花 ………………… 22
连翘 …………………… 22
蒲公英 ………………… 23
紫花地丁 ……………… 23
野菊花 ………………… 24
穿心莲 ………………… 24
大青叶 ………………… 25

板蓝根 …………… 25
青黛 ……………… 26
贯众 ……………… 27
鱼腥草 …………… 27
败酱草 …………… 28
射干 ……………… 28
山豆根 …………… 29
马勃 ……………… 29
白头翁 …………… 30
马齿苋 …………… 30
鸦胆子 …………… 31
半边莲 …………… 31
白花蛇舌草 ……… 32
土茯苓 …………… 32
漏芦 ……………… 33
白蔹 ……………… 33
第四节　清热凉血药 ………………… 33
生地黄 …………… 33
玄参 ……………… 34
牡丹皮 …………… 35
赤芍 ……………… 35
水牛角 …………… 36
第五节　清虚热药 … 36
青蒿 ……………… 36
地骨皮 …………… 37
银柴胡 …………… 37
胡黄连 …………… 38
第三章　泻下药 …… 38
第一节　攻下药 …… 39
大黄 ……………… 39
芒硝 ……………… 40

番泻叶 …………… 40
第二节 润下药 …… 41
火麻仁 …………… 41
郁李仁 …………… 41
第三节 峻下逐水药 ……………………… 42
甘遂 ……………… 42
京大戟 …………… 42
芫花 ……………… 43
牵牛子 …………… 43
巴豆 ……………… 44
第四章 祛风湿药 …… 44
第一节 祛风湿散寒药 ……………………… 45
独活 ……………… 45
威灵仙 …………… 45
川乌 ……………… 45
木瓜 ……………… 46
路路通 …………… 47
第二节 祛风湿清热药 ……………………… 47
秦艽 ……………… 47
防己 ……………… 48
桑枝 ……………… 48
豨莶草 …………… 49
丝瓜络 …………… 49
第三节 祛风湿强筋骨药 ……………………… 50
五加皮 …………… 50
桑寄生 …………… 50
狗脊 ……………… 51
第五章 化湿药 …… 51

藿香 …………………… 51
佩兰 …………………… 52
苍术 …………………… 52
厚朴 …………………… 52
砂仁 …………………… 53
白豆蔻 ………………… 53
第六章　利水渗湿药 … 54
第一节　利水消肿药 … …………………… 54
茯苓 …………………… 54
薏苡仁 ………………… 55
猪苓 …………………… 55
泽泻 …………………… 56
冬瓜皮 ………………… 56
泽漆 …………………… 56
第二节　利尿通淋药 … …………………… 57
车前子 ………………… 57
滑石 …………………… 57
关木通 ………………… 58
瞿麦 …………………… 59
萹蓄 …………………… 59
地肤子 ………………… 60
石韦 …………………… 60
灯心草 ………………… 60
萆薢 …………………… 61
第三节　利湿退黄药 … …………………… 61
茵陈蒿 ………………… 61
金钱草 ………………… 62
虎杖 …………………… 62

第七章　温里药 ········ 63
附子 ········ 63
干姜 ········ 64
肉桂 ········ 64
吴茱萸 ········ 65
小茴香 ········ 65
高良姜 ········ 66
丁香 ········ 66
荜茇 ········ 66
第八章　理气药 ········ 67
橘皮 ········ 67
青皮 ········ 67
枳实 ········ 68
木香 ········ 68
沉香 ········ 69
檀香 ········ 69
香附 ········ 70
川楝子 ········ 70
乌药 ········ 70
佛手 ········ 71
香橼 ········ 71
薤白 ········ 72
大腹皮 ········ 72
柿蒂 ········ 73
第九章　消食药 ········ 73
山楂 ········ 73
神曲 ········ 74
麦芽 ········ 74
莱菔子 ········ 75
鸡内金 ········ 75
第十章　驱虫药 ········ 76
使君子 ········ 76

苦楝皮 …………… 77
槟榔 ……………… 77
南瓜子 …………… 78
第十一章　止血药 …… 78
第一节　凉血止血药 … ………………………78
大蓟 ……………… 78
小蓟 ……………… 79
地榆 ……………… 79
槐花 ……………… 79
侧柏叶 …………… 80
白茅根 …………… 80
苎麻根 …………… 81
第二节　化瘀止血药 … ………………………81
三七 ……………… 81
茜草 ……………… 82
蒲黄 ……………… 82
降香 ……………… 83
第三节　收敛止血药 … ………………………83
白芨 ……………… 83
仙鹤草 …………… 84
棕榈炭 …………… 84
血余炭 …………… 85
藕节 ……………… 85
第四节　温经止血药 … ………………………86
炮姜 ……………… 86
艾叶 ……………… 86
灶心土 …………… 87

第十二章　活血化瘀药 …
…………………………… 87
第一节　活血止痛药 …
…………………………… 88
川芎 ……………… 88
延胡索 …………… 88
郁金 ……………… 88
姜黄 ……………… 89
乳香 ……………… 89
没药 ……………… 90
五灵脂 …………… 90
第二节　活血调经药 …
…………………………… 91
丹参 ……………… 91
红花 ……………… 92
桃仁 ……………… 92
益母草 …………… 93
泽兰 ……………… 93
牛膝 ……………… 94
鸡血藤 …………… 95
王不留行 ………… 95
第三节　活血疗伤药 …
…………………………… 96
䗪虫 ……………… 96
自然铜 …………… 96
苏木 ……………… 97
骨碎补 …………… 97
马钱子 …………… 98
血竭 ……………… 98
儿茶 ……………… 99
刘寄奴 …………… 99

第四节　破血消癥药 ……………………………… 100
莪术 …………………… 100
三棱 …………………… 100
水蛭 …………………… 101
虻虫 …………………… 101
斑蝥 …………………… 102
穿山甲 ………………… 102
第十三章　化痰止咳平喘药 ……………………… 103
第一节　化痰药 ……… 103
半夏 …………………… 103
天南星 ………………… 104
禹白附 ………………… 104
白芥子 ………………… 105
皂荚 …………………… 106
旋覆花 ………………… 106
白前 …………………… 107
前胡 …………………… 107
桔梗 …………………… 107
川贝母 ………………… 108
浙贝母 ………………… 108
瓜蒌 …………………… 109
竹茹 …………………… 110
竹沥 …………………… 110
天竹黄 ………………… 111
海藻 …………………… 111
昆布 …………………… 112
海蛤壳 ………………… 112
瓦楞子 ………………… 112
胖大海 ………………… 113

第二节　止咳平喘药 …………………………… 113
苦杏仁 …………………… 113
苏子 …………………… 114
百部 …………………… 114
紫菀 …………………… 115
款冬花 …………………… 115
马兜铃 …………………… 115
枇杷叶 …………………… 116
桑白皮 …………………… 116
葶苈子 …………………… 117
洋金花 …………………… 117
第十四章　安神药 …… 118
第一节　重镇安神药 …………………………… 118
朱砂 …………………… 118
磁石 …………………… 119
龙骨 …………………… 119
琥珀 …………………… 120
第二节　养心安神药 …………………………… 120
酸枣仁 …………………… 120
柏子仁 …………………… 121
远志 …………………… 121
合欢皮 …………………… 122
夜交藤 …………………… 122
第十五章　平肝息风药 …………………………… 122
第一节　平抑肝阳药 …………………………… 123
石决明 …………………… 123
珍珠母 …………………… 123

牡蛎 …………………… 124
代赭石 ……………… 124
刺蒺藜 ……………… 125
罗布麻 ……………… 125
第二节　息风止痉药 …
…………………………… 126
羚羊角 ……………… 126
牛黄 …………………… 126
钩藤 …………………… 127
天麻 …………………… 127
地龙 …………………… 128
全蝎 …………………… 128
蜈蚣 …………………… 129
僵蚕 …………………… 130
第十六章　开窍药 …… 130
麝香 …………………… 130
冰片 …………………… 131
苏合香 ……………… 132
石菖蒲 ……………… 132
蟾酥 …………………… 132
樟脑 …………………… 133
第十七章　补虚药 …… 133
第一节　补气药 …… 134
人参 …………………… 134
西洋参 ……………… 134
党参 …………………… 135
太子参 ……………… 135
黄芪 …………………… 136
白术 …………………… 136
山药 …………………… 137
白扁豆 ……………… 138
甘草 …………………… 138

大枣 …………………… 139
蜂蜜 …………………… 139
第二节　补阳药 …… 140
鹿茸 …………………… 140
巴戟天 ………………… 141
淫羊藿 ………………… 142
仙茅 …………………… 142
补骨脂 ………………… 143
益智仁 ………………… 143
肉苁蓉 ………………… 143
锁阳 …………………… 144
菟丝子 ………………… 144
沙苑子 ………………… 145
杜仲 …………………… 145
续断 …………………… 146
阳起石 ………………… 146
核桃仁 ………………… 147
蛤蚧 …………………… 147
冬虫夏草 ……………… 148
紫河车 ………………… 148
第三节　补血药 …… 149
当归 …………………… 149
熟地黄 ………………… 149
白芍 …………………… 150
何首乌 ………………… 151
阿胶 …………………… 151
龙眼肉 ………………… 152
第四节　补阴药 …… 152
北沙参 ………………… 152
南沙参 ………………… 153
百合 …………………… 153
麦冬 …………………… 154

天冬 ………………… 154
石斛 ………………… 155
玉竹 ………………… 155
黄精 ………………… 156
枸杞子 ……………… 156
墨旱莲 ……………… 157
女贞子 ……………… 157
桑葚 ………………… 158
鳖甲 ………………… 158
第十八章　收涩药 …… 159
第一节　固表止汗药 …
………………………… 159
麻黄根 ……………… 159
浮小麦 ……………… 159
第二节　敛肺涩肠药 …
………………………… 160
五味子 ……………… 160
乌梅 ………………… 160
五倍子 ……………… 161
罂粟壳 ……………… 162
诃子 ………………… 162
肉豆蔻 ……………… 163
赤石脂 ……………… 163
第三节　固精缩尿止带药
………………………… 164
山茱萸 ……………… 164
覆盆子 ……………… 164
桑螵蛸 ……………… 165
海螵蛸 ……………… 165
金樱子 ……………… 166
莲子 ………………… 166
芡实 ………………… 167

第十九章　涌吐药 …… 167
常山 …………………… 167
瓜蒂 …………………… 168
胆矾 …………………… 169
第二十章　解毒杀虫燥湿止痒药 …………………… 169
雄黄 …………………… 169
硫黄 …………………… 170
白矾 …………………… 171
蛇床子 …………… 171
第二十一章　拔毒化腐生肌药 …………………………… 172
升药 ………………… 172
轻粉 ………………… 173
砒石 ………………… 173
铅丹 ………………… 174
炉甘石 …………… 174
硼砂 ………………… 175

第一章　解表药

凡以发散表邪、解除表证为主要作用的药物，称解表药，又叫发表药。

第一节　发散风寒药

麻　黄

【性味归经】辛、微苦，温。归肺、膀胱经。

【功效】发汗解表，宣肺平喘，利水消肿。

【应用】1. 用于风寒感冒。2. 用于咳嗽气喘。3. 用于风水水肿。

【用法用量】煎服，3～10g。发汗解表宜生用，止咳平喘多炙用。

【使用注意】本品发散力强，凡表虚自汗、阴虚盗汗及虚喘均当慎用。

桂　枝

【性味归经】辛、甘，温。归心、肺、膀胱经。

【功效】发汗解肌，温通经脉，助阳化气。

【应用】1. 用于风寒感冒。2. 用于寒凝血滞诸痛证。3. 用于痰饮、蓄水证。4. 用于心悸。

【用法用量】煎服，3～10g。

【使用注意】本品辛温助热，容易伤阴动血，凡外感热病、阴虚火旺、血热妄行等证，均当忌用。孕妇及月经过多者慎用。

紫　苏

【性味归经】辛，温。归肺、脾经。

【功效】发汗解表，行气宽中。

【应用】1. 用于风寒感冒，咳嗽痰多。2. 用于脾胃气滞，胸闷呕吐。

【用法用量】煎服，3~10g，不宜久煎。

生 姜

【性味归经】辛，温。归肺、脾、胃经。

【功效】发汗解表，温中止呕，温肺止咳。

【应用】1. 用于风寒感冒。2. 用于胃寒呕吐。3. 用于风寒咳嗽。

【用法用量】煎服，3~10g，或捣汁服。

【使用注意】本品伤阴助火，故阴虚内热者忌服。

香 薷

【性味归经】辛，微温。归肺、脾、胃经。

【功效】发汗解表，化湿和中，利水消肿。

【应用】1. 用于阴暑证。2. 用于水肿脚气。

【用法用量】煎服，3~10g。利水退肿须浓煎。

【使用注意】本品辛温发汗之力较强，表虚有汗及阳暑证当忌用。

荆　芥

【性味归经】辛，微温。归肺、肝经。

【功效】发表散风，透疹消疮，炒炭止血。

【应用】1. 用于外感表证。2. 用于麻疹不透、风疹瘙痒。3. 用于疮疡初起兼有表证。4. 用于吐衄下血。

【用法用量】煎服，3～10g，不宜久煎。发表透疹消疮宜生用；止血宜炒用。

防　风

【性味归经】辛、甘，微温。归膀胱、肝、脾经。

【功效】发表散风，胜湿止痛，止痉，止泻。

【应用】1. 用于感冒头痛，风疹瘙痒。2. 用于风湿痹痛。3. 用于破伤风证。4. 用于肝郁侮脾，腹痛泄泻。

【用法用量】煎服，3～10g。

羌 活

【性味归经】辛、苦，温。归膀胱、肾经。

【功效】散寒祛风，胜湿止痛。

【应用】1. 用于风寒感冒，头痛身疼。2. 用于风寒湿痹，肩臂疼痛。

【用法用量】煎服，3～10g。

【使用注意】本品气味浓烈，用量过多，易致呕吐，脾胃虚弱者不宜服。血虚痹痛，阴虚头痛者慎用。

白 芷

【性味归经】辛，温。归肺、胃经。

【功效】解表散风，通窍，止痛，燥湿止带，消肿排脓。

【应用】1. 用于外感风寒，头痛、鼻塞。2. 用于阳明头痛，齿痛，鼻渊，风湿痹痛。3. 用于带下过多。4. 用于疮痈肿毒。

【用法用量】煎服，3～10g。外用适量。尚可用治皮肤风湿瘙痒及毒蛇咬伤。

【使用注意】阴虚血热者忌服。

细　辛

【性味归经】辛，温。有小毒。归肺、肾、心经。

【功效】祛风散寒，通窍，止痛，温肺化饮。

【应用】1. 用于风寒感冒，阳虚外感。2. 用治头痛，鼻渊，牙痛，痹痛。3. 用于寒痰停饮，气逆喘咳。

【用法用量】煎服，2～5g；入丸散剂，用0.5～1g。外用适量。反藜芦。

【使用注意】阴虚阳亢头痛，肺燥伤阴干咳忌用。

藁　本

【性味归经】辛，温。归膀胱、肝经。

【功效】祛风散寒，胜湿止痛。

【应用】1. 用于风寒感冒，巅顶头痛。2. 用于风寒湿痹。
【用法用量】煎服，3 ~ 10g。
【使用注意】血虚头痛忌服。

苍耳子

【性味归经】辛、苦，湿，有小毒。归肺经。
【功效】散风除湿，通窍止痛。
【应用】1. 用于鼻渊头痛，风寒头痛。2. 用于风湿痹痛。
【用法用量】煎服，3 ~ 10g。或入丸散。
【使用注意】血虚头痛不宜服用。过量服用易致中毒。

辛 夷

【性味归经】辛、温。归肺、胃经。
【功效】发散风寒，宣通鼻窍。
【应用】1. 用于风寒头痛。2. 用于鼻渊头痛。
【用法用量】煎服，3 ~ 9g。本品有毛，刺激咽喉，内服时宜用纱布包煎。外用适量。

【使用注意】阴虚火旺者忌服。

第二节 发散风热药

薄 荷

【性味归经】辛，凉。归肺、肝经。

【功效】疏散风热，清利头目，利咽，透疹，疏肝解郁。

【应用】1. 用于风热感冒，温病初起。2. 用于头痛目赤，咽喉肿痛。3. 用于麻疹不透，风疹瘙痒。4. 用于肝郁气滞，胸闷胁痛。

【用法用量】煎服，3～6g；宜后下。其叶长于发汗，梗偏于理气。

【使用注意】本品芳香辛散，发汗耗气，故体虚多汗者，不宜使用。

牛蒡子

【性味归经】辛、苦，寒。归肺、胃经。

【功效】疏散风热，透疹利咽，解毒散肿。

【应用】1. 用于风热感冒，咽喉肿痛。2. 用于麻疹不透。3. 用于痈肿疮毒，痄腮喉痹。

【用法用量】煎服，3～10g。炒用寒性略减。

【使用注意】本品性寒，滑肠通便，气虚便溏者慎用。

蝉　蜕

【性味归经】甘，寒。归肺、肝经。

【功效】疏散风热，透疹止痒，明目退翳，止痉。

【应用】1. 用于风热感冒，咽痛音哑。2. 用于麻疹不透，风疹瘙痒。3. 用于目赤翳障。4. 用于惊痫夜啼，破伤风证。

【用法用量】煎服，3～10g，或单味研末冲服。一般病证用量宜小；止痉则需大量。

【使用注意】《别录》有“主妇人生子不下”的记载，故孕妇当慎用。

桑 叶

【性味归经】苦、甘，寒。归肺、肝经。

【功效】疏散风热，清肺润燥，平肝明目。

【应用】1. 用于风热感冒，头痛咳嗽。2. 用于肺热燥咳。3. 用于肝阳眩晕，目赤昏花。

【用法用量】煎服，5～10g，或入丸散。外用煎水洗眼。桑叶蜜制能增强润肺止咳的作用，故肺燥咳嗽多用蜜制桑叶。

菊 花

【性味归经】辛、甘、苦，微寒。归肺、肝经。

【功效】疏散风热，平肝明目，清热解毒。

【应用】1. 用于风热感冒、发热头痛。2. 用于目赤昏花。3. 用于眩晕惊风。4. 用于疔疮肿毒。

【用法用量】煎服，10～15g。疏散风热多用黄菊花（杭菊花）；平肝明目多用白菊花（滁菊花）。

蔓荆子

【性味归经】辛、苦，微寒。归膀胱、肝、胃经。

【功效】疏散风热，清利头目。

【应用】1. 用于风热感冒，头痛头风。2. 用于目赤肿痛，目昏多泪。

【用法用量】煎服，5～10g。

柴　胡

【性味归经】苦、辛，微寒。归肝、胆经。

【功效】疏散退热，疏肝解郁，升阳举陷。

【应用】1. 用于寒热往来，感冒发热。2. 用于肝郁气滞，月经不调，胸胁疼痛。3. 用于气虚下陷，久泻脱肛。

【用法用量】煎服，3～10g。和解退热宜生用，疏散肝郁宜醋炙，骨蒸劳热当用鳖血拌炒。

【使用注意】柴胡性升散，古人有“柴胡劫肝阴”之说，若肝阳上亢，肝风内动，阴虚火旺及气机上逆者忌用或慎用。

升　麻

【性味归经】辛、甘，微寒。归肺、脾、胃、大肠经。

【功效】发表透疹，清热解毒，升举阳气。

【应用】1. 用于风热头痛，麻疹不透。2. 用于齿痛口疮，咽喉肿痛。3. 用于气虚下陷，久泻脱肛，崩漏下血。

【用法用量】煎服，3～10g。发表透疹解毒宜生用，升阳举陷固脱宜制用。

【使用注意】本品麻疹已透，以及阴虚火旺，肝阳上亢，上盛下虚者，均当忌用。

葛　根

【性味归经】甘、辛，凉。归脾、胃经。

【功效】解肌退热，透发麻疹，生津止渴，升阳止泻。

【应用】1. 用于外感表证。2. 用于麻疹不透。3. 用于热病口渴，阴虚消渴。4. 用于热泄热痢，脾虚泄泻。

【用法用量】煎服，10~15g。退热生津宜生用，升阳止泻宜煨用。

第二章　清热药

凡以清解里热为主要作用的药物，称为清热药。

第一节　清热泻火药

石　膏

【性味归经】辛、甘，大寒。归肺、胃经。

【功效】清热泻火，除烦止渴，收敛生肌。

【应用】1. 用于壮热烦渴。2. 用于肺热喘咳。3. 用于胃火牙痛。4. 用于疮疡不敛。

【用法用量】煎服，15~60g，宜打碎先煎。内服宜生用，外用宜火煅研末。

【使用注意】脾胃虚寒及阴虚内热者忌用。

知　母

【性味归经】苦、甘，寒。归肺、胃、肾经。

【功效】清热泻火，滋阴润燥。

【应用】1. 用于热病烦渴。2. 用于肺热咳嗽，阴虚燥咳。3. 用于骨蒸潮热。4. 用于阴虚消渴，肠燥便秘。

【用法用量】煎服，6～12g。清热泻火宜生用；滋阴降火宜盐水炙用。

【使用注意】本品性寒质润，有滑肠之弊，故脾虚便溏者不宜用。

芦　根

【性味归经】甘，寒。归肺、胃经。

【功效】清热生津，除烦止呕。

【应用】1. 用于热病烦渴。2. 用于胃热呕逆。3. 用于肺热咳嗽，肺痈吐脓。

【用法用量】煎服，干品 15～30g，鲜品 30～60g。鲜芦根清热生津、利尿之效佳，干芦根则次之。

【使用注意】脾胃虚寒者忌服。

天花粉

【性味归经】甘、微苦，微寒。归肺、胃经。

【功效】清热生津，清肺润燥，解毒消痈。

【应用】1. 用于热病口渴，消渴多饮。2. 用于肺热燥咳。3. 用于痈肿疮疡。

【用法用量】煎服，10～15g。

【使用注意】孕妇忌服。

竹　叶

【性味归经】甘、辛、淡，寒。归心、胃、小肠经。

【功效】清热除烦，生津利尿。

【应用】1. 用于热病烦渴。2. 用于口疮尿赤。

【用量用法】煎服，6～15g。鲜品15～30g。

【使用注意】阴虚火旺潮热骨蒸者忌用。

栀子

【性味归经】苦，寒。归心、肝、肺、胃、三焦经。

【功效】泻火除烦，清热利湿，凉血解毒，消肿止痛。

【应用】1. 用于热病烦闷。2. 用于湿热黄疸。3. 用于血热吐衄。4. 用于疮疡肿毒，跌打损伤。

【用法用量】煎服，3～10g。栀子皮偏于达表而去肌肤之热；栀子仁偏于走里而清内热。生用走气分而泻火；炒黑则入血分而止血。

【使用注意】本品苦寒伤胃，脾虚便溏者不宜用。

夏枯草

【性味归经】苦、辛，寒。归肝、胆经。

【功效】清肝火，散郁结。

【应用】1. 用于目赤肿痛，头痛眩晕。2. 用于瘰疬瘿瘤。

【用法用量】煎服，10～15g，或熬膏服。

【使用注意】脾胃虚弱者慎用。

决明子

【性味归经】甘、苦、咸，微寒。归肝、肾、大肠经。

【功效】清肝明目，润肠通便。

【应用】1. 用于目赤目暗。2. 用于肠燥便秘。

【用法用量】煎服，10～15g，用于通便不宜久煎。

【使用注意】气虚便溏者不宜应用。

第二节 清热燥湿药

黄 芩

【性味归经】苦，寒。归肺、胃、胆、大肠经。

【功效】清热燥湿，泻火解毒，凉血止血，除热安胎。

【应用】1. 用于湿温暑湿，湿热痞闷，黄疸泻痢。2. 用于肺热咳嗽，热病烦渴。3. 用于痈肿疮毒，咽喉肿痛。4. 用于血热吐衄。5. 用于胎热不安。

【用法用量】煎服，3～10g。清热多生用，安胎多炒用，止血多炒炭用，清上焦热多酒炒用。本口又分枯芩即生长年久的宿根，善清肺火；条芩为生长年少的子根，善清大肠之火，泻下焦湿热。

【使用注意】本品苦寒伤胃，脾胃虚寒者不宜使用。

黄 连

【性味归经】苦，寒。归心、肝、胃、大肠经。

【功效】清热燥湿，泻火解毒。

【应用】1. 用于胃肠湿热，泻痢呕吐。2. 用于热盛火炽，高热烦躁。3. 用于痈疽疔毒，皮肤湿疮，耳目肿痛。

【用法用量】煎服，2～10g；研末吞服1～1.5g，日三次。外用适量。炒用能降低寒性。姜汁炙用清胃止呕，酒炙清上焦火，猪胆汁炒泻肝胆实火。

【使用注意】本品大苦大寒，过服久服易伤脾胃，脾胃虚寒者忌用。苦燥伤津，阴虚津伤者慎用。

黄　柏

【性味归经】苦，寒。归肾、膀胱、大肠经。

【功效】清热燥湿，泻火解毒，退热除蒸。

【应用】1. 用于湿热带下，热淋脚气，泻痢黄疸。2. 用于疮疡肿痛，湿疹湿疮。3. 用于阴虚发热，盗汗遗精。

【用法用量】煎服，5～10g，或入丸散。外用适量。清热燥湿解毒多生用；泻火除蒸退热多盐水炙用；止血多炒炭用。

【使用注意】本品苦寒，容易损伤胃气，故脾胃虚寒者忌用。

龙胆草

【性味归经】苦，寒。归肝、胆、膀胱经。

【功效】清热燥湿，泻肝胆火。

【应用】1. 用于阴肿阴痒，带下湿疹，黄疸尿赤。2. 用于肝火头痛，目赤耳聋，胁痛口苦。3. 用于肝经热盛，热极生风所致的高热惊厥、手足抽搐。

【用法用量】煎服，3～6g。外用适量。

【使用注意】脾胃虚寒者不宜用。阴虚津伤者慎用。

秦　皮

【性味归经】苦、涩，寒。归大肠、肝、胆经。

【功效】清热燥湿，解毒，止痢，止带，明目。

【应用】1. 用于热毒泻痢，湿热带下。2. 用于目赤肿痛，目生翳膜。

【用法用量】煎服，3～12g。外用适量。

【使用注意】脾胃虚寒者忌用。

苦 参

【性味归经】苦，寒。归心、肝、胃、大肠、膀胱经。

【功效】清热燥湿，杀虫利尿。

【应用】1. 用于湿热泻痢，黄疸尿赤。2. 用于带下阴痒，湿疹疥癣，小便不利。

【用法用量】煎服，3～10g。外用适量。

【使用注意】本品苦寒伤胃、伤阴，脾胃虚寒及阴虚津伤者忌用或慎用。反藜芦。

白鲜皮

【性味归经】苦，寒。归脾、胃经。

【功效】清热燥湿，祛风解毒。

【应用】1. 用于湿热疮毒，湿疹疥癣。2. 用于黄疸尿赤，湿热痹痛。

【用法用量】煎服，6～10g。外用适量。

第三节 清热解毒药

金银花

【性味归经】甘，寒。归肺、心、胃经。

【功效】清热解毒，疏散风热。

【应用】1. 用于痈肿疔疮。2. 用于外感风热，温病初起。3. 用于热毒血痢。

【用法用量】煎服，10～15g。

【使用注意】脾胃虚寒及气虚疮疡脓清者忌用。

连 翘

【性味归经】苦，微寒。归肺、心、胆经。

【功效】清热解毒，消痈散结，疏散风热。

【应用】1. 用于痈肿疮毒，瘰疬痰核。2. 用于外感风热，温病初起。

【用法用量】煎服，6～15g。

【使用注意】脾胃虚寒及气虚脓清者不宜用。

蒲公英

【性味归经】苦、甘，寒。归肝、胃经。

【功效】清热解毒，消痈散结，利湿通淋。

【应用】1. 用于痈肿疔毒，乳痈内痈。2. 用于热淋涩痛，湿热黄疸。

【用法用量】煎服，10～30g。外用适量。

【使用注意】用量过大，可致缓泻。

紫花地丁

【性味归经】苦、辛，寒。归心、肝经。

【功效】清热解毒，消痈散结。

【应用】1. 用于痈肿疔疮，乳痈肠痈，丹毒肿痛。2. 用于蛇毒咬伤。

【用法用量】煎服，15～30g。外用适量。

【使用注意】体质虚寒者忌服。

野菊花

【性味归经】苦、辛，微寒。归肺、肝经。

【功效】清热解毒。

【应用】1. 用于痈疽疔疖、丹毒。2. 用于热毒上攻之咽喉肿痛、风火赤眼等证。

【用法用量】煎服，10～18g。外用适量。

穿心莲

【性味归经】苦，寒。归肺、胃、大肠、小肠经。

【功效】清热解毒，燥湿消肿。

【应用】1. 用于外感风热，温病初起，肺热咳喘，肺痈吐脓，咽喉肿痛。2. 用于湿热泻痢，热淋涩痛，湿疹瘙痒。3. 用于痈肿疮毒，蛇虫咬伤。

【用法用量】煎服，3～6g。多作丸、散、片剂。外用适量。

【使用注意】煎剂易致呕吐。脾胃虚寒者不宜用。

大青叶

【性味归经】苦、咸，大寒。归心、肺、胃经。

【功效】清热解毒，凉血消斑。

【应用】1. 用于热入营血，温毒发斑。2. 用于喉痹口疮，丹毒痈肿。

【用法用量】煎服，10～15g，鲜品30～60g。外用适量。

【使用注意】脾胃虚寒者忌用。

板蓝根

【性味归经】苦，寒。归心、胃经。

【功效】清热解毒，凉血利咽。

【应用】主要用于温热病发热、头痛、喉痛，或温毒发斑、痄腮、痈肿疮毒、丹毒、大头瘟疫等多种热毒炽盛之证。

【用法用量】煎服，10～15g。

【使用注意】脾胃虚寒者忌用。

青黛

【性味归经】咸，寒。归肝、肺、胃经。

【功效】清热解毒，凉血消斑，清肝泻火，定惊。

【应用】1. 用于温毒发斑，吐血衄血。2. 用于痄腮喉痹，火毒疮疡。3. 用于咳嗽胸痛，痰中带血。4. 用于暑热惊痫，惊风抽搐。

【用法用量】内服1.5～3g，本品难溶于水，一般作散剂冲服，或入丸剂服用。外用适量。

【使用注意】胃寒者慎用。

贯 众

【性味归经】苦，微寒。有小毒。归肝、脾经。

【功效】清热解毒，杀虫，凉血止血。

【应用】1. 用于风热感冒，温热病发斑，以及痄腮等。2. 用于绦虫、钩虫、蛔虫等多种肠寄生虫病。3. 用于血热吐血、衄血、便血、崩漏等。

【用法用量】煎服，10～15g。杀虫及清热解毒宜生用；止血宜炒炭用。

【使用注意】绵马贯众有毒，用量不宜过大。脾胃虚寒者慎用。

鱼腥草

【性味归经】辛，微寒。归肺经。

【功效】清热解毒，消痈排脓，利尿通淋。

【应用】1. 用于肺痈吐脓，肺热咳嗽。2. 用于热毒疮疡。

3. 用于湿热淋证。

【用法用量】煎服，15～30g。外用适量。

【使用注意】本品含挥发油，不宜久煎。

败酱草

【性味归经】辛、苦，微寒。归胃、大肠、肝经。

【功效】清热解毒，消痈排脓，祛瘀止痛。

【应用】1. 用于肠痈腹痛，肺痈吐脓，痈肿疮毒。2. 用于产后瘀阻腹痛。

【用法用量】煎服，6～15g。外用适量。

【使用注意】脾胃虚弱，食少泄泻者忌服。

射干

【性味归经】苦，寒。归肺经。

【功效】清热解毒，祛痰利咽。

【应用】1. 用于咽喉肿痛。2. 用于痰盛咳喘。

【用法用量】煎服，6～10g。

【使用注意】孕妇忌用或慎用。

山豆根

【性味归经】苦，寒。归肺、胃经。

【功效】清热解毒，利咽消肿。

【应用】1. 用于热毒蕴结，咽喉肿痛。2. 用于牙龈肿痛。

【用法用量】煎服，3～10g。外用适量。

【使用注意】本品大苦大寒，过量服用易引起呕吐、腹泻、胸闷、心悸等副作用，故用量不宜过大。脾胃虚寒者慎用。

马 勃

【性味归经】辛，平。归肺经。

【功效】清热解毒，利咽，止血。

【应用】1. 用于风热及肺火咽喉肿痛，咳嗽失音。2. 用于吐血衄血，外伤出血。

【用法用量】煎服，3~6g。外用适量。

白头翁

【性味归经】苦，寒。归大肠经。

【功效】清热解毒，凉血止痢。

【应用】用于热毒血痢。

【用法用量】煎服，6~15g。外用适量。

【使用注意】虚寒泄痢忌服。

马齿苋

【性味归经】酸，寒。归大肠、肝经。

【功效】清热解毒，凉血止痢。

【应用】1. 用于湿热下痢。2. 用于热毒疮疡。3. 用于崩漏便血。

【用法用量】煎服，30~60g，鲜品加倍。外用适量。

鸦胆子

【性味归经】苦，寒。有小毒。归大肠、肝经。

【功效】清热解毒，治痢截疟，腐蚀赘疣。

【应用】1. 用于热毒血痢，冷积久痢。2. 用于各型疟疾。3. 用于鸡眼赘疣。

【用法用量】内服，10～15 粒（治疟疾）或 10～30 粒（治痢），不宜入煎剂，以干龙眼肉或胶囊包裹吞服，亦可压去油制成丸剂、片剂服。外用适量。

【使用注意】本品对胃肠道及肝肾均有损害，不宜多用久服。胃肠出血及肝肾病患者，应忌用或慎用。

半边莲

【性味归经】甘、淡，寒。归心、小肠、肺经。

【功效】清热解毒，利水消肿。

【应用】1. 用于疔疮肿毒，乳痈肿痛，蛇虫咬伤。2. 用于腹胀水肿，黄疸尿少。

【用法用量】煎服，干品10～15g，鲜品30～60g。外用适量。

白花蛇舌草

【性味归经】微苦、甘，寒。归胃、大肠、小肠经。

【功效】清热解毒，利湿通淋。

【应用】1. 用于痈肿疮毒，咽喉肿痛，毒蛇咬伤。2. 用于热淋涩痛。

【用法用量】煎服，15～60g。外用适量。

土茯苓

【性味归经】甘、淡，平。归肝、胃经。

【功效】解毒除湿，通利关节。

【应用】1. 用于杨梅毒疮，肢体拘挛。2. 用于淋浊、带下，湿热疮毒。

【用法用量】煎服，15～60g。

漏芦

【性味归经】苦，寒。归胃经。

【功效】清热解毒，消痈散结，通经下乳。

【应用】1. 用于痈肿疮毒，乳痈肿痛。2. 用于乳房胀痛，乳汁不下。

【用法用量】煎服，3～12g。

白蔹

【性味归经】苦、辛，微寒。归心、胃经。

【功效】清热解毒，消痈散结，生肌止痛。

【应用】用于疮痈肿痛，水火烫伤。

【用法用量】煎服，3～10g。外用适量。反乌头。

第四节　清热凉血药

生地黄

【性味归经】甘、苦，寒。归心、肝、肺经。

【功效】清热凉血，养阴生津。

【应用】1. 用于热入营血，口干舌绛。2. 用于血热妄行，斑疹吐衄。3. 用于津伤口渴，内热消渴。

【用法用量】煎服，10～30g，鲜品用量加倍，或以鲜品捣汁入药。鲜生地黄味甘苦、性大寒，作用与干生地黄相似，滋阴之力稍逊，但清热生津，凉血止血之力较强。

【使用注意】本品性寒而滞，脾虚湿滞腹满便溏者，不宜使用。

玄　参

【性味归经】苦、甘、咸，寒。归肺、胃、肾经。

【功效】清热凉血，滋阴解毒。

【应用】1. 用于温邪入营，内陷心包，温毒发斑，津伤便秘。2. 用于咽喉肿痛，瘰疬痰核，痈肿疮毒。

【用法用量】煎服，10～15g。反藜芦。

【使用注意】本品性寒而滞，脾胃虚寒，食少便溏者不宜服用。

牡丹皮

【性味归经】苦、辛，微寒。归心、肝、肾经。

【功效】清热凉血，活血散瘀。

【应用】1. 用于斑疹吐衄。2. 用于温邪伤阴，阴虚发热。3. 用于血滞经闭，痛经癥瘕，跌打损伤。4. 用于痈疡肿毒，肠痈腹痛。

【用法用量】煎服，6～12g。散热凉血生用，活血散瘀酒炒用，止血炒炭用。

【使用注意】血虚有寒，月经过多及孕妇不宜用。

赤　芍

【性味归经】苦，微寒。归肝经。

【功效】清热凉血，散瘀止痛。

【应用】1. 用于热入营血，斑疹吐衄。2. 用于经闭癥瘕，跌打损伤，痈肿疮毒。3. 用于目赤翳障。

【用法用量】煎服，6～15g。反藜芦。

【使用注意】血寒经闭不宜用。

水牛角

【性味归经】咸，寒。归心、肝、胃经。

【功效】清热，凉血，解毒。

【应用】1. 用于温热病热入血分，壮热不退，神昏谵语等证。2. 用于血热妄行的吐血、衄血等证。

【用法用量】6～15g，锉碎先煎，亦可锉末冲服。

第五节 清虚热药

青蒿

【性味归经】苦、辛，寒。归肝、胆、肾经。

【功效】清虚热，除骨蒸，解暑，截疟。

【应用】1. 用于温邪伤阴，夜热早凉。2. 用于阴虚发热，劳热骨蒸。3. 用于感受暑邪，发热头痛口渴。4. 用于疟疾寒热。

【用法用量】煎服，3～10g，**不宜久煎**；或鲜用绞汁。

【使用注意】脾胃虚弱，肠滑泄泻者忌服。

地骨皮

【性味归经】甘、淡，寒。归肺、肝、肾经。

【功效】凉血退蒸，清肺降火。

【应用】1. 用于阴虚发热，盗汗骨蒸。2. 用于肺热咳嗽。3. 用于血热妄行的吐血、衄血、尿血等血热出血证。

【用法用量】煎服，6～15g。

【使用注意】外感风寒发热及脾虚便溏者不宜用。

银柴胡

【性味归经】甘，微寒。归肝、胃经。

【功效】清虚热，除疳热。

【应用】1. 用于阴虚发热，盗汗，骨蒸潮热等。2. 用于疳积发热。

【用法用量】煎服，3～10g。

【使用注意】外感风寒血虚无热者忌用。

胡黄连

【性味归经】苦，寒。归心、肝、胃、大肠经。

【功效】退虚热，除疳热，清湿热。

【应用】1. 用于骨蒸潮热。2. 用于小儿疳热。3. 用于湿热泻痢，痔疮肿痛。

【用法用量】煎服，3～10g。

第三章 泻下药

凡能引起腹泻，或润滑大肠，促进排便的药物，称为泻下药。

第一节　攻下药

大　黄

【性味归经】苦，寒。归脾、胃、大肠、肝、心经。

【功效】泻下攻积，清热泻火，止血，解毒，活血祛瘀。

【应用】1. 用于大便秘结，胃肠积滞。2. 用于血热妄行之吐血、衄血、咯血，以及火邪上炎所致的目赤、咽喉肿痛、牙龈肿痛等证。3. 用于热毒疮疡，烧烫伤。4. 用于瘀血证。

【用法用量】煎服，5～10g。外用适量。生大黄泻下力较强，欲攻下者宜生用；入汤剂应后下，或用开水泡服，外煎则泻下力减弱。酒制大黄泻下力较弱，活血作用较好，宜用于瘀血证。大黄炭则多用于出血证。

【使用注意】本品苦寒，易伤胃气，脾胃虚弱者慎用；其性沉降，且善活血祛瘀，故妇女怀孕、月经期、哺乳期应忌用。

芒　硝

【性味归经】咸、苦，寒。归胃、大肠经。

【功效】泻下，软坚，清热。

【应用】1. 用于实热积滞，大便燥结。2. 用于咽痛、口疮、目赤及痈疮肿痛。

【用法用量】内服，10～15g，冲入药汁内或开水溶化后服。外用适量。

【使用注意】孕妇及哺乳期妇女忌用或慎用。

番泻叶

【性味归经】甘、苦，寒。归大肠经。

【功效】泻下导滞。

【应用】用于便秘。

【用法用量】温开水泡服，1.5～3g；煎服，5～9g，宜后下。

【使用注意】妇女哺乳期、月经期及孕妇忌用。剂量过大，有恶心、呕吐、腹痛等副作用。

第二节　润下药

火麻仁

【性味归经】甘，平。归脾、大肠经。

【功效】润肠通便。

【应用】用于肠燥便秘。

【用法用量】煎服，10～15g，打碎入煎。

郁李仁

【性味归经】辛、苦、甘，平。归大肠、小肠经。

【功效】润肠通便，利水消肿。

【应用】1. 用于肠燥便秘。2. 用于水肿胀满及脚气浮肿。

【用法用量】煎服，6～12g。

【使用注意】孕妇慎用。

第三节 峻下逐水药

甘遂

【性味归经】苦，寒。**有毒**。归肺、肾、大肠经。

【功效】泻水逐饮，消肿散结。

【应用】1. 用于水肿，臌胀，胸胁停饮等证。2. 用于风痰癫痫。3. 用于疮痈肿毒。

【用法用量】入丸散服，每次0.5～1g。外用适量，生用。内服醋制用，以减低毒性。反甘草。

【使用注意】虚弱者及孕妇忌用。反甘草。

京大戟

【性味归经】苦、辛，寒。**有毒**。归肺、肾、大肠经。

【功效】泻水逐饮，消肿散结。

【应用】1. 用于水肿，臌胀，胸胁停饮。2. 用于痈肿疮毒，瘰疬痰核等。

【用法用量】煎服，1.5～3g；入丸散服，每次1g。外用适量，生用。内服醋制用，以减低毒性。反甘草。

芫 花

【性味归经】辛、苦，温。有毒。归肺、肾、大肠经。

【功效】泻水逐饮，祛痰止咳，杀虫疗疮。

【应用】1. 用于胸胁停饮，水肿，臌胀。2. 用于头疮，白秃、顽癣。

【用法用量】煎服，1.5～3g；入散剂服，每次0.6g。外用适量。内服醋制用，以减低毒性。反甘草。

【使用注意】虚弱者及孕妇忌用。

牵牛子

【性味归经】苦，寒。有毒。归肺、肾、大肠经。

【功效】泻下，逐水，去积，杀虫。

【应用】1. 用于水肿，臌胀。2. 用于痰饮喘咳。3. 用于肠胃实热积滞，大便秘结。4. 用于虫积腹痛。

【用法用量】煎服，3～9g；入丸散服，每次1.5～3g。本品炒用药性减缓。

【使用注意】孕妇忌用。不宜与巴豆同用。

巴　豆

【性味归经】辛，热，**有大毒**。归胃、大肠、肺经。

【功效】峻下冷积，逐水退肿，祛痰利咽，蚀疮。

【应用】1. 用于寒积便秘急症。2. 用于腹水臌胀。3. 用于寒实结胸及喉痹痰阻。4. 用于痈肿成脓未溃及疥癣恶疮。

【用法用量】入丸散服，每次0.1～0.3g。大多制成巴豆霜用，以减低毒性。外用适量。畏牵牛。

【使用注意】孕妇及体弱者忌用。

第四章　祛风湿药

凡以祛除风寒湿邪，解除痹痛为主要作用的药物，称祛风湿药。

第一节　祛风湿散寒药

独　活

【性味归经】辛、苦，微温。归肝、膀胱经。

【功效】祛风湿，止痹痛，解表。

【应用】1. 用于风寒湿痹痛。2. 用于外感风寒挟湿表证。

【用法用量】煎服，5～15g。

威灵仙

【性味归经】辛、咸，温。归膀胱经。

【功效】祛风湿，通经络，消骨鲠。

【应用】1. 用于风湿痹痛。2. 用于诸骨哽咽。

【用法用量】煎服，5～15g。治骨鲠可用30～50g。

川　乌

【性味归经】辛、苦，温，**有大毒**。归心、脾、肝、肾经。

【功效】祛风除湿，散寒止痛。

【应用】1. 用于风寒湿痹。2. 用于诸寒疼痛、跌打损伤、麻醉止痛等。

【用法用量】煎服，3～9g。若作散剂或酒剂，应减为1～2g，入汤剂应先煎0.5～1小时，外用适量。一般制后用，生品内服宜慎。反半夏、瓜蒌、贝母、白芨、白蔹。

木　瓜

【性味归经】酸，温。归肝、脾经。

【功效】舒筋活络，除湿和胃。

【应用】1. 用于风湿痹痛，筋脉拘挛，脚气肿痛。2. 用于吐泻转筋。

【用法用量】煎服，10～15g。

【使用注意】胃酸过多者不宜用。

路路通

【性味归经】辛、苦，平。归肝、胃、膀胱经。

【功效】祛风通络，利水，下乳。

【应用】1. 用于风湿痹痛，肢体麻木，四肢拘挛等。2. 用于水肿、小便不利。3. 用于乳汁不通，乳房胀痛等证。

【用法用量】煎服，5～10g。外用适量。

第二节　祛风湿清热药

秦　艽

【性味归经】苦、辛，微寒。归胃、肝、胆经。

【功效】祛风湿，止痹痛，退虚热，清湿热。

【应用】1. 用于风湿痹痛，筋脉拘挛及手足不遂等。2. 用于骨蒸潮热。3. 用于湿热黄疸。

【用法用量】煎服，5～15g。大剂量可用至30g。

防己

【性味归经】苦、辛，寒。归膀胱、肾、脾经。

【功效】祛风湿，止痛，利水消肿。

【应用】1. 用于痹证，尤宜于湿热偏胜者，症见骨节烦痛，屈伸不利。2. 用于水肿，痰饮证。

【用法用量】煎服，5~10g。祛风止痛宜木防己，利水退肿宜汉防己。

【使用注意】本品大苦大寒，易伤胃气，体弱阴虚，胃纳不佳者慎用。

桑枝

【性味归经】苦，平。归肝经。

【功效】祛风通络，利关节。

【应用】用于风湿痹痛，四肢拘挛。

【用法用量】煎服，15~30g。

豨莶草

【性味归经】苦、辛，寒。归肝、肾经。

【功效】祛风湿，通经活络，清热解毒。

【应用】1. 用于风湿痹证，骨节疼痛，四肢麻木，脚弱无力等。2. 用于疮疡肿毒，湿疹瘙痒。

【用法用量】煎服，15～20g。外用适量。一般治风湿痹证宜制用，湿疮、湿疹宜生用。

丝瓜络

【性味归经】甘，平。归肺、胃、肝经。

【功效】祛风通络，解毒化痰。

【应用】1. 用于风湿痹痛。2. 用于胸痹。3. 用于胸胁痛。4. 用于乳痈。

【用法用量】煎服，6～10g。大剂量可用至60g。

第三节　祛风湿强筋骨药

五加皮

【性味归经】辛、苦，温。归肝、肾经。

【功效】祛风湿，强筋骨，利尿。

【应用】1. 用于风湿痹痛，四肢拘挛。2. 用于肝肾不足，腰膝软弱及小儿行迟等。3. 用于水肿，小便不利。

【用法用量】煎服，5～15g。

桑寄生

【性味归经】苦、甘，平。归肝、肾经。

【功效】祛风湿，益肝肾，强筋骨，安胎。

【应用】1. 用于风湿痹痛，腰膝酸痛等。2. 用于胎漏下血、胎动不安。

【用法用量】煎服，10～15g。

狗 脊

【性味归经】苦、甘，温。归肝、肾经。

【功效】祛风湿，补肝肾，强腰膝。

【应用】1. 用于风湿痹痛，腰痛脊强，不能俯仰，足膝软弱。2. 用于肾不固之遗尿，白带过多。

【用法用量】煎服，10~15g。

第五章 化湿药

凡气味芳香，性偏温燥，具有化湿运脾作用的药物，称为化湿药。

藿 香

【性味归经】辛，微温。归脾、胃、肺经。

【功效】化湿，解暑，止呕。

【应用】1. 用于湿滞中焦证。2. 用于暑湿证及湿温证初起。3. 用于呕吐。

【用法用量】煎服，5～10g。鲜品加倍。

佩 兰

【性味归经】辛，平。归脾、胃、肺经。

【功效】化湿，解暑。

【应用】1. 用于湿滞中焦证。2. 用于外感暑湿或湿温初起。

【用法用量】煎服，5～10g。鲜品加倍。

苍 术

【性味归经】辛、苦，温。归脾、胃经。

【功效】燥湿健脾，祛风湿。

【应用】1. 用于湿滞中焦证。2. 用于风湿痹证。3. 用于外感风寒挟湿之表证。

【用法用量】煎服，5～10g。

厚朴

【性味归经】苦、辛，温。归脾、胃、肺、大肠经。

【功效】行气，燥湿，消积，平喘。

【应用】1. 用于湿阻中焦，气滞不利所致的脘闷腹胀，腹痛，或呕逆等证。2. 肠胃积滞，脘腹胀满，大便秘结。3. 痰饮喘咳。

【用法用量】煎服，3～10g。

砂 仁

【性味归经】辛、温。归脾、胃经。

【功效】化湿行气，温中止呕止泻，安胎。

【应用】1. 用于湿困脾土及脾胃气滞证。2. 用于脾胃虚寒吐泻。3. 用于气滞妊娠恶阻及胎动不安。

【用法用量】煎服，5～10g。宜后下。

白豆蔻

【性味归经】辛，温。归肺、脾、胃经。

【功效】化湿行气，温中止呕。

【应用】1. 用于湿滞中焦及脾胃气滞的脘腹胀满，不思饮食等。2. 用于呕吐。

【用法用量】煎服，3～6g。入散剂为好。入汤剂宜后下。

第六章　利水渗湿药

凡能通利水道，渗泄水湿，治疗水湿内停病证为主要作用的药物，称利水渗湿药。

第一节　利水消肿药

茯苓

【性味归经】甘、淡，平。归心、脾、肾经。

【功效】利水渗湿，健脾安神。

【应用】1. 用于各种水肿。2. 用于脾虚诸证。3. 用于心悸，失眠。

【用法用量】煎服，10～15g。

薏苡仁

【性味归经】甘、淡、微寒。归脾、胃、肺经。

【功效】利水渗湿，健脾，除痹，清热排脓。

【应用】1. 用于小便不利，水肿，脚气及脾虚泄泻等。2. 用于湿痹拘挛。3. 用于肺痈，肠痈。

【用法用量】煎服，10～30g。清利湿热宜生用，健脾止泻宜炒用。

猪　苓

【性味归经】甘、淡，平。归肾、膀胱经。

【功效】利水渗湿。

【应用】用于小便不利，水肿，泄泻，淋浊等。

【用法用量】煎服，5～10g。

【使用注意】无水湿者忌用。

泽泻

【性味归经】甘、淡，寒。归肾、膀胱经。

【功效】利水渗湿，泄热。

【应用】用于水肿，小便不利，泄泻，淋浊带下及痰饮等。

【用法用量】煎服，5～10g。

冬瓜皮

【性味归经】甘，微寒。归肺、小肠经。

【功效】利水消肿。

【应用】用于水肿，小便不利。

【用法用量】煎服，15～30g。

泽漆

【性味归经】辛、苦，微寒。有毒。归大肠、小肠、肺经。

【功效】利水消肿，化痰止咳，散结。

【应用】1. 用于大腹水肿，四肢面目浮肿。2. 用于痰饮喘咳。3. 用于瘰疬，癣疮瘙痒。

【用法用量】煎服，5~10g。外用适量。

【使用注意】本品有毒，不宜过量或长期使用。脾胃虚寒者慎用。

第二节 利尿通淋药

车前子

【性味归经】甘，寒。归肾、肝、肺经。

【功效】利尿通淋，渗湿止泻，清肝明目，清肺化痰。

【应用】1. 用于小便淋涩。2. 用于暑湿泄泻。3. 用于目赤涩痛，目暗昏花，翳障等。4. 用于痰热咳嗽。

【用法用量】煎服，10~15g。宜布包。

滑　石

【性味归经】甘、淡，寒。归胃、膀胱经。

【功效】利水通淋，清解暑热，收湿敛疮。

【应用】1. 用于小便不利，淋沥涩痛。2. 用于暑湿，湿温。3. 用于湿疮，湿疹。

【用法用量】煎服，10～15g。宜布包。外用适量。

【使用注意】脾虚、热病伤津及孕妇忌用。

关木通

【性味归经】苦，寒。归心、小肠、膀胱经。

【功效】利尿通淋，通经下乳。

【应用】1. 用于热淋涩痛，心烦尿赤，水肿脚气。2. 用于经闭乳少，湿热痹痛。

【用法用量】煎服，3～9g。

【使用注意】据报道，关木通 60g 水煎服，有致急性肾功衰竭者。故用量不宜过大。

瞿麦

【性味归经】苦，寒。归心、小肠、膀胱经。

【功效】利尿通淋，活血通经。

【应用】1. 用于湿热淋证。2. 用于血热瘀阻之经闭或月经不调。

【用法用量】煎服，10～15g。

【使用注意】孕妇忌服。

萹蓄

【性味归经】苦，微寒。归膀胱经。

【功效】利尿通淋，杀虫止痒。

【应用】1. 用于湿热淋证。2. 用于虫积腹痛，湿疹阴痒。

【用法用量】煎服，10～30g，鲜品加倍。外用适量。

【使用注意】多服泄精气。

地肤子

【性味归经】苦，寒。归膀胱经。

【功效】清热利湿，止痒。

【应用】1. 用于淋证。2. 用于皮肤风疹，湿疮，周身瘙痒等证。

【用法用量】煎服，10～15g。外用适量。

石　韦

【性味归经】苦、甘，微寒。归肺、膀胱经。

【功效】利水通淋，清肺止咳。

【应用】1. 用于湿热淋证。2. 用于肺热咳嗽气喘证。

【用法用量】煎服，5～10g。大剂 30～60g。

灯心草

【性味归经】甘、淡，微寒。归心、肺、小肠经。

【功效】利尿通淋，清心除烦。

【应用】1. 用于小便不利，淋沥涩痛。2. 用于心烦不眠，小儿夜啼，惊痫。

【用法用量】煎服，1.5～2.5g。或入丸散。

萆薢

【性味归经】苦，微寒。归肝、胃经。

【功效】利湿去浊，祛风除湿。

【应用】1. 用于膏淋，白浊证。2. 用于风湿痹证。

【用法用量】煎服，10～15g。

第三节 利湿退黄药

茵陈蒿

【性味归经】苦，微寒。归脾、胃、肝、胆经。

【功效】清利湿热，利胆退黄。

【应用】1. 用于黄疸。2. 用于湿温，湿疹，湿疮。

【用法用量】煎服，10～30g。外用适量。

【使用注意】蓄血发黄及血虚萎黄者慎用。

金钱草

【性味归经】甘、淡，微寒。归肝、胆、肾、膀胱经。

【功效】除湿退黄，利尿通淋，解毒消肿。

【应用】1. 用于湿热黄疸。2. 用于石淋热淋。3. 用于恶疮肿毒，毒蛇咬伤。

【用法用量】煎服，30～60g。鲜品加倍。外用适量。

虎 杖

【性味归经】苦，寒。归肝、胆、肺经。

【功效】利胆退黄，清热解毒，活血祛瘀，祛痰止咳。

【应用】1. 用于湿热黄疸，淋浊带下。2. 用于烧烫伤，痈肿疮毒，毒蛇咬伤等。3. 用于血瘀经闭，跌打损伤。4. 用于肺热咳嗽。

【用法用量】煎服，10～30g。外用适量。

【使用注意】孕妇忌服。

第七章　温里药

凡以温里祛寒、治疗里寒证为主要作用的药物，称为温里药，又叫祛寒药。

附　子

【性味归经】辛、甘，热。有毒。归心、肾、脾经。

【功效】回阳救逆，助阳补火，散寒止痛。

【应用】1. 用于亡阳证。2. 用于虚寒性的阳痿宫冷，脘腹冷痛，泄泻，水肿等证。3. 用于寒痹证。

【用法用量】煎服，3～15g，宜先煎 0.5～1 小时，至口尝无麻辣感为度。反半夏、瓜蒌、贝母、白蔹、白芨。

【使用注意】本品辛热燥烈，凡阴虚阳亢及孕妇忌用。因本品有毒，内服须经炮制。若内服过量，或炮制、煎者方法不当，可引起中毒。

干　姜

【性味归经】辛，热。归脾、胃、心、肺经。

【功效】温中散寒，回阳通脉，温肺化饮。

【应用】1. 用于脘腹冷痛，寒呕，冷泻。2. 用于亡阳证。3. 用于寒饮咳喘，形寒背冷，痰多清稀之证。

【用法用量】煎服，3～10g。

肉　桂

【性味归经】辛、甘，热。归脾、肾、心、肝经。

【功效】补火助阳，散寒止痛，温经通脉。

【应用】1. 用于肾阳衰弱的阳痿宫冷，虚喘心悸等。2. 用于心腹冷痛，寒疝作痛等。3. 用于寒痹腰痛，胸痹，阴疽。4. 用于闭经，痛经。

【用法用量】煎服，2～5g，宜后下或焗服；研末冲服，每次1～2g。畏赤石脂。

吴茱萸

【性味归经】辛、苦，热。有小毒。归肝、脾、胃、肾经。

【功效】散寒止痛，温中止呕，助阳止泻。

【应用】1. 用于寒滞肝脉诸痛证。2. 用于胃寒呕吐证。3. 用于虚寒泄泻证。

【用法用量】煎服，1.5～6g。外用适量。

【使用注意】本品辛热燥烈，易耗气动火，故不宜多用、久服。

小茴香

【性味归经】辛，温。归肝、肾、脾、胃经。

【功效】散寒止痛，理气和中。

【应用】1. 用于寒疝腹痛，睾丸偏坠胀痛，少腹冷痛，痛经。2. 用于中焦虚寒气滞证。

【用法用量】煎服，3～6g。外用适量。

高良姜

【性味归经】辛，热。归脾、胃经。

【功效】散寒止痛，温中止呕。

【应用】1. 用于胃寒冷痛。2. 用于胃寒呕吐证。

【用法用量】煎服，3～10g；研末服，每次3g。

丁 香

【性味归经】辛，温。归脾、胃、肾经。

【功效】温中降逆，散寒止痛，温肾助阳。

【应用】1. 用于胃寒呕吐，呃逆。2. 用于胃寒脘腹冷痛。3. 用于肾虚阳痿，宫冷。

【用法用量】煎服，1.5～6g。畏郁金。

荜 茇

【性味归经】辛，热。归胃、大肠经。

【功效】温中散寒。

【应用】用于胃寒脘腹冷痛，呕吐，泄泻，呃逆等证。
【用法用量】煎服，3～6g。外用适量。

第八章　理气药

凡以疏理气机、治疗气滞或气逆证为主要作用的药物，称为理气药，又叫行气药。

橘　皮

【性味归经】辛、苦，温。归脾、肺经。
【功效】理气健脾，燥湿化痰。
【应用】1. 用于脾胃气滞证。2. 用于湿痰，寒痰咳嗽。
【用法用量】煎服，3～10g。

青　皮

【性味归经】苦、辛，温。归肝、胆、胃经。
【功效】疏肝理气，消积化滞。
【应用】1. 用于肝气郁滞诸证。2. 用于食积腹痛。

【用法用量】煎服，3～10g。醋炙疏肝止痛力强。

枳 实

【性味归经】苦、辛，微寒。归脾、胃、大肠经。

【功效】破气除痞，化痰消积。

【应用】1. 用于食积证、胃肠热结气滞证。2. 用于痰滞胸脘痞满，胸痹结胸。

【用法用量】煎服，3～10g，大量可用至30g。炒后性较平和。

【使用注意】孕妇慎用。

木 香

【性味归经】辛、苦，温。归脾、胃、大肠、胆、三焦经。

【功效】行气止痛。

【应用】1. 用于脾胃气滞证。2. 用于泻痢里急后重。3. 用于腹痛胁痛，黄疸。

【用法用量】煎服，3～10g。生用行气力强，煨用行气力缓而多用于止泻。

沉　香

【性味归经】辛、苦，温。归脾、胃、肾经。

【功效】行气止痛，温中止呕，纳气平喘。

【应用】1. 用于胸腹胀痛。2. 用于胃寒呕吐。3. 用于虚喘证。

【用法用量】煎服，1～3g，**宜后下**；或磨汁冲服；或入丸散剂，每次0.5～1g。

檀　香

【性味归经】辛，温。归脾、胃、肺经。

【功效】行气止痛，散寒调中。

【应用】用于胸腹冷痛，胃脘寒痛，呕吐食少。

【用法用量】煎服，1～3g，**宜后下**。

香附

【性味归经】辛、微苦、微甘，平。归肝、脾、三焦经。

【功效】疏肝理气，调经止痛。

【应用】1. 用于气滞胁痛，腹痛。2. 用于肝郁月经不调，痛经，乳房胀痛。

【用法用量】煎服，6～12g。醋炙止痛力增强。

川楝子

【性味归经】苦，寒。有小毒。归肝、胃、小肠、膀胱经。

【功效】行气止痛，杀虫疗癣。

【应用】1. 用于肝郁化火所致诸痛证。2. 用于虫积腹痛。

【用法用量】煎服，3～10g。外用适量。炒用寒性减低。

【使用注意】本品有毒，不宜过量或持续服用。

乌药

【性味归经】辛，温。归肺、脾、肾、膀胱经。

【功效】行气止痛，温肾散寒。

【应用】1. 用于寒凝气滞所致胸腹诸痛证。2. 用于尿频，遗尿。

【用法用量】煎服，3～10g。

佛 手

【性味归经】辛、苦，温。归肝、脾、胃、肺经。

【功效】疏肝解郁，理气和中，燥湿化痰。

【应用】1. 用于肝郁胸胁胀痛，肝胃气痛。2. 用于脾胃气滞证。3. 用于久咳痰多，胸闷胁痛。

【用法用量】煎服，3～10g。

香 橼

【性味归经】辛、微苦、酸，温。归肝、脾、胃、肺经。

【功效】疏肝解郁，理气宽中，化痰止咳。

【应用】1. 用于肝郁胸胁胀痛，肝胃气痛。2. 用于脾胃气滞脘腹胀痛，嗳气吞酸，呕恶食少。3. 用于湿痰咳嗽痰多。

【用法用量】煎服，3～10g。

薤　白

【性味归经】辛、苦，温。归肺、胃、大肠经。

【功效】通阳散结，行气导滞。

【应用】1. 用于胸痹证。2. 用于脘腹痞满胀痛，泻痢里急后重。

【用法用量】煎服，5～10g。

大腹皮

【性味归经】辛，微温。归脾、胃、大肠、小肠经。

【功效】行气导滞，利水消肿。

【应用】1. 用于胃肠气滞证。2. 用于水肿，脚气肿满。

【用法用量】煎服，5～10g。

柿蒂

【性味归经】苦、涩，平。归胃经。

【功效】降气止呃。

【应用】用于呃逆证。

【用法用量】煎服，6～10g。

第九章 消食药

凡以消积导滞、促进消化、治疗饮食积滞为主要作用的药物，称为消食药，又叫消导药。

山楂

【性味归经】酸、甘，微温。归脾、胃、肝经。

【功效】消食化积，行气散瘀。

【应用】1. 用于肉食积滞证。2. 用于泻痢腹痛，疝气痛。3. 用于瘀阻胸腹痛、痛经。

【用法用量】煎服 10～15g，大剂量 30g。生山楂用于消食散瘀，焦山楂用于止泻止痢。

神　曲

【性味归经】甘、辛，温。归脾、胃经。

【功效】消食和胃。

【应用】用于饮食积滞证。

【用法用量】煎服，6～15g。

麦　芽

【性味归经】甘，平。归脾、胃、肝经。

【功效】消食健胃，回乳消胀。

【应用】1. 用于米面薯芋食滞证。2. 用于断乳乳房胀痛。

【用法用量】煎服，10～15g，大剂量30～120g。生麦芽功偏消食健胃，炒用多用于回乳消胀。

【使用注意】哺乳期妇女不宜使用。

莱菔子

【性味归经】辛、甘，平。归脾、胃、肺经。

【功效】消食除胀，降气化痰。

【应用】1. 用于食积气滞证。2. 用于咳喘痰多，胸闷食少。

【用法用量】煎服，6～10g。生用吐风痰，炒用消食下气化痰。

【使用注意】本品辛散耗气，故气虚及无食积、痰滞者慎用。又不宜与人参同用。

鸡内金

【性味归经】甘，平。归脾、胃、小肠、膀胱经。

【功效】消食健胃，涩精止遗。

【应用】1. 用于饮食积滞，小儿疳积。2. 用于肾虚遗精、遗尿。

【用法用量】煎服，3～10g；研末服，每次 1.5～3g。研末用效果比煎剂好。

第十章 驱虫药

凡以驱除或杀灭人体寄生虫为主要作用的药物，称为驱虫药。

使君子

【性味归经】甘，温。归脾、胃经。

【功效】驱虫消积。

【应用】1. 用于蛔虫证，蛲虫证。2. 用于小儿疳疾。

【用法用量】煎服，10～15g；炒香嚼服，6～9g。小儿每岁，每日1～1.5粒，总量不超过20粒。空腹服用，每日1次，连用3天。

【使用注意】大量服用可致呃逆、眩晕、呕吐、腹泻等反应。若与热茶同服，亦能引起呃逆、腹泻，故服用时当忌饮茶。

苦楝皮

【性味归经】苦，寒。有毒。归肝、脾、胃经。

【功效】杀虫，疗癣。

【应用】1. 用于蛔虫、蛲虫、钩虫等证。2. 用于疥癣湿疮。

【用法用量】煎服，6～9g。鲜品用15～30g。外用适量。

【使用注意】本品有毒，不宜过量或持续服用。

槟 榔

【性味归经】苦、辛，温。归胃、大肠经。

【功效】驱虫消积，行气利水。

【应用】1. 用于多种肠道寄生虫病。2. 用于食积气滞，泻痢后重。3. 用于水肿、脚气肿痛。

【用法用量】煎服，6～15g。单用驱杀绦虫、姜片虫时，可用60～120g。

【使用注意】脾虚便溏了虚下陷者忌用。

南瓜子

【性味归经】甘，平。归胃、大肠经。

【功效】杀虫。

【应用】用于绦虫证。

【用法用量】研粉，60～120g。冷开水调服。

第十一章　止血药

凡以制止体内外出血为主要作用的药物，称止血药。

第一节　凉血止血药

大　蓟

【性味归经】苦、甘，凉。归心、肝经。

【功效】凉血止血，散瘀解毒消痈。

【应用】1. 用于血热所致的出血证。2. 用于热毒痈肿。

【用法用量】煎服，10～15g；鲜品可30～60g。外用适量，捣敷患处。

小　蓟

【性味归经】苦、甘，凉。归心、肝经。

【功效】凉血止血，散瘀解毒消痈。

【应用】与大蓟主治相同，常配伍同用。

【用法用量】同大蓟。

地　榆

【性味归经】苦、酸，微寒。归肝、胃、大肠经。

【功效】凉血止血，解毒敛疮。

【应用】1. 用于各种热性出血证，如吐血、咯血、衄血、便血、崩漏及血痢等。2. 用于烫伤、湿疹及疮疡痈肿等。

【用法用量】煎服，10～15g。外用适量。

槐　花

【性味归经】苦，微寒。归肝、大肠经。

【功效】凉血止血，清肝火。

【应用】1. 用于血热出血证。2. 用于肝火上炎之头痛目赤等。

【用法用量】煎服，10～15g。止血炒炭用；清热泻火生用。

侧柏叶

【性味归经】苦、涩，微寒。归肺、肝、大肠经。

【功效】凉血止血，化痰止咳。

【应用】1. 用于各种出血证，如吐血、咯血、衄血、崩漏、尿血等，尤以血热者为宜。2. 用于咳嗽，对肺热咳嗽有痰者尤宜。

【用法用量】煎服，10～15g。止血多炒炭用，化痰止咳生用。外用适量。

白茅根

【性味归经】甘，寒。归肺、胃、膀胱经。

【功效】凉血止血，清热利尿。

【应用】1. 用于血热妄行之出血证，如咳血、吐血、衄血、尿血等。2. 用于热淋，水肿等。

【用法用量】煎服，15~30g，鲜品加倍，以鲜品为佳，可捣汁服。多生用，止血亦可炒炭用。

苎麻根

【性味归经】甘，寒。归心、肝经。

【功效】凉血止血，安胎，解毒。

【应用】1. 用于血热出血，如咯血、吐血、衄血、崩漏、紫癜等及外伤出血诸证。2. 用于胎漏下血，胎动不安。

【用法用量】煎服，10~30g。外用适量，捣敷。

第二节 化瘀止血药

三 七

【性味归经】甘、微苦，温。归肝、胃经。

【功效】化瘀止血，活血定痛。

【应用】1. 用于各种内外出血证，尤以有瘀者为宜。2. 用于跌打损伤，瘀滞疼痛。

【用法用量】多研末服，每次1～1.5g；亦可入煎剂，3～10g；外用适量，研末外掺或调敷。

茜草

【性味归经】苦，寒。归肝经。

【功效】凉血化瘀止血，通经。

【应用】1. 用于血热夹瘀的出血证，如吐血、衄血、崩漏、尿血、便血等。2. 用于血瘀经闭及跌打损伤，风湿痹痛等。

【用法用量】煎服，10～15g。止血炒炭用；活血通经生用或酒炒用。

蒲黄

【性味归经】甘，平。归肝、心经。

【功效】化瘀止血，利尿。

【应用】1. 用于各种内外出血证。2. 用于瘀滞痛证，如心腹痛等。3. 用于血淋。

【用法用量】煎服，3～10g，布包。外用适量。止血多炒用；散瘀多生用。

【使用注意】孕妇忌服。

降　香

【性味归经】辛，温。归肝，脾经。

【功效】化瘀止血，理气止痛。

【应用】1. 用于瘀滞性出血证。2. 用于血瘀气滞之胸胁心腹疼痛及跌打损伤瘀肿疼痛。

【用法用量】煎服，3～6g，宜后下。研末服每次1～2g。外用适量。

第三节　收敛止血药

白　芨

【性味归经】苦、甘、涩，寒。归肺、胃、肝经。

【功效】收敛止血，消肿生肌。

【应用】1. 用于内外诸出血证。2. 用于痈肿，烫伤及手足皲裂，肛裂等。

【用法用量】煎服，3～10g；散剂，每次2～5g。外用适量。反乌头。

仙鹤草

【性味归经】苦、涩，平。归肺、肝、脾经。

【功效】收敛止血，补虚，消积，止痢，杀虫。

【应用】1. 用于咯血、吐血、衄血、便血、崩漏等多种出血证。2. 用于泻痢。3. 用于脱力劳伤，神倦乏力，面色萎黄之证。

【用法用量】煎服，10～15g，大剂可用30～60g。外用适量。

棕榈炭

【性味归经】苦、涩，平。归肝、肺、大肠经。

【功效】收敛止血。

【应用】用于多种出血证，如吐血、衄血、崩漏、便血、尿血等，尤多用于崩漏，以无瘀滞者为宜。

【用法用量】煎服，3～10g；研末服1～1.5g。

【使用注意】瘀滞之出血忌用。

血余炭

【性味归经】苦、涩，平。归肝、胃、膀胱经。

【功效】收敛止血，化瘀利尿。

【应用】用于衄血、咯血、吐血、崩漏、便血、尿血、淋血等。

【用法用量】煎服，6～10g；研末服1.5～3g。

藕节

【性味归经】甘、涩，平。归心、肝、胃经。

【功效】收敛止血。

【应用】用于各种出血，如吐血、咳血、衄血、便血、崩漏等。

【用法用量】煎服，10～15g。

第四节 温经止血药

炮 姜

【性味归经】苦、涩，温。归脾、肝经。

【功效】温经止血，温中止痛。

【应用】1. 用于虚寒性吐血、便血、崩漏等。2. 用于虚寒腹痛、腹泻等。

【用法用量】煎服，3～6g。炮姜未成炭者偏于温中散寒，主要用于虚寒腹痛腹泻，炮姜炭则专于温经止血，宜于血证。

艾 叶

【性味归经】苦、辛，温。归肝、脾、肾经。

【功效】温经止血，散寒调经，安胎。

【应用】1. 用于虚寒出血，尤宜于崩漏。2. 用于下焦虚寒或寒客胞宫所致的月经不调、痛经、宫冷不孕、胎漏下血、胎动不安等。

【用法用量】煎服，3 ~6g；外用适量。温经止血宜炒炭用；余则生用。治咳喘入煎宜后下。

灶心土

【性味归经】辛，温。归脾、胃经。

【功效】温中止血，止呕、止泻。

【应用】1. 用于脾气虚寒不能统血之吐血、便血、崩漏等。2. 用于虚寒呕吐及妊娠恶阻等。3. 用于脾气虚寒久泻。

【用法用量】煎服，15 ~ 30g，布包先煎；或用 60 ~ 120g，煎汤代水。

第十二章　活血化瘀药

凡能通畅血行，消散瘀血为主要作用的药物，称活血化瘀药，或活血祛瘀药。简称活血药，或化瘀药。

第一节　活血止痛药

川　芎

【性味归经】辛，温。归肝、胆、心包经。

【功效】活血行气，祛风止痛。

【应用】1. 用于血瘀气滞的痛证。2. 用于头痛，风湿痹痛。

【用法用量】煎服，3～10g。

【使用注意】凡阴虚火旺，多汗及月经过多者，应慎用。

延胡索

【性味归经】辛、苦，温。归肝、脾、心经。

【功效】活血，行气，止痛。

【应用】主要用于气血瘀滞诸痛证。

【用法用量】煎服，3～10g；研末服1.5～3g。多醋制后用。

郁　金

【性味归经】辛、苦，寒。归肝、胆、心经。

【功效】活血行气止痛，解郁清心，利胆退黄，凉血。

【应用】1. 用于气滞血瘀的胸、胁、腹痛。2. 用于热病神昏，癫痫痰闭之证。3. 用于肝胆湿热证。4. 用于吐血、衄血及妇女倒经等气火上逆之出血证。

【用法用量】煎服，5～12g；研末服，2～5g。

姜 黄

【性味归经】辛、苦，温。归肝、脾经。

【功效】活血行气，通经止痛。

【应用】1. 用于血瘀气滞的心、腹、胸、胁痛，经闭，产后腹痛，及跌打损伤等。2. 用于风湿痹痛。

【用法用量】煎服，3～10g；外用适量。

乳 香

【性味归经】辛、苦，温。归肝、心、脾经。

【功效】活血行气止痛，消肿生肌。

【应用】1. 用于外伤科跌打损伤，疮疡痈肿。2. 用于瘀血阻滞诸痛证。

【用法用量】煎服，3~10g，宜炒去油用。外用适量，生用或炒用，研末外敷。

【使用注意】孕妇及无瘀滞者忌用；本品气浊味苦，易致恶心呕吐，故内服不宜多用；胃弱者慎用。

没　药

【性味归经】苦、辛，平。归心、肝、脾经。

【功效】活血止痛，消肿生肌。

【应用】本品功效主治与乳香相似。

【用法用量】同乳香。

五灵脂

【性味归经】苦、咸、甘，温。归肝经。

【功效】活血止痛，化瘀止血。

【应用】1. 用于瘀血阻滞诸痛证，如胸、胁、脘、腹刺痛，痛经、经闭，产后瘀滞腹痛及骨折肿痛等。2. 用于出血证属瘀血内阻血不循经者，如妇女血瘀崩漏等。

【用法用量】煎服，3～10g，包煎，或入丸、散用。外用适量。畏人参。

【使用注意】血虚无瘀服孕妇慎用。临床上对血瘀日久，或症积肿瘤等血瘀而见气虚明显之顽证，常配用之。

第二节 活血调经药

丹 参

【性味归经】苦，微寒。归心、肝经。

【功效】活血调经，凉血消痈，安神。

【应用】1. 用于妇女月经不调，痛经，经闭，产后瘀滞腹痛。2. 用于血瘀之心胸、脘腹疼痛及癥瘕积聚，风湿痹痛等。3. 用于疮疡痈肿。4. 用于热病烦躁神昏及杂病心悸失眠等。

【用法用量】煎服，5～15g。活血化瘀宜酒炙用。反藜芦。

红 花

【性味归经】辛，温。归心、肝经。

【功效】活血通经，祛瘀止痛。

【应用】1. 用于血滞经闭，痛经，产后瘀滞腹痛等证。2. 用于癥瘕积聚，心腹瘀痛及跌打损伤，血脉闭塞紫肿疼痛等。3. 用于斑疹色暗，热郁血瘀。

【用法用量】煎服，3～9g。外用适量。

【使用注意】孕妇忌服，有出血倾向者不宜多用。

桃 仁

【性味归经】苦、甘，平。有小毒。归心、肝、大肠经。

【功效】活血祛瘀，润肠通便。

【应用】1. 用于多种瘀血证，如经闭、痛经、产后瘀滞腹痛，癥积及跌打损伤等。2. 用于肠燥便秘。3. 用于肺痈、肠痈。

【用法用量】煎服，5～10g，宜捣碎入煎。

【使用注意】孕妇忌服；便溏者慎用。有毒，不可过量，过量可出现头痛、目眩、心悸、甚至呼吸衰竭而死亡。

益母草

【性味归经】苦、辛，微寒。归肝、心、膀胱经。

【功效】活血调经，利水消肿。

【应用】1. 用于血滞经闭、痛经、经行不畅、产后瘀滞腹痛、恶露不尽等。2. 用于水肿，小便不利。

【用法用量】煎服，10～30g，或熬膏，入丸剂。外用适量捣敷或煎水外洗。

【使用注意】孕妇忌服，血虚无瘀者慎用。

泽 兰

【性味归经】苦、辛，微温。归肝、脾经。

【功效】活血祛瘀，调经，利水消肿。

【应用】1. 用于妇科血瘀经闭、痛经、产后瘀滞腹痛等。2. 用于跌打损伤瘀肿疼痛及痈肿等。3. 用于产后水肿，浮肿，腹水等。

【用法用量】煎服，10～15g。外用适量。

【使用注意】无瘀滞者慎服。

牛　膝

【性味归经】苦、甘、酸，平。归肝、肾经。

【功效】活血通经，补肝肾，强筋骨，利水通淋，引火（血）下行。

【应用】1. 用于瘀血阻滞的经闭、痛经、月经不调、产后腹痛及跌打伤痛等。2. 用于肾虚腰痛及久痹腰膝酸痛乏力等。3. 用于淋证，水肿，小便不利等。4. 用于头痛、眩晕、吐血、衄血等火热上炎、阴虚火旺之证。

【用法用量】煎服，6～15g。活血通经、利水通淋，引火下行宜生用；补肝肾强筋骨宜酒炙用。

【使用注意】孕妇及月经过多者忌用。

鸡血藤

【性味归经】苦、甘，温。归肝经。

【功效】行血补血，调经，舒筋活络。

【应用】1. 用于月经不调、经行不畅、痛经、血虚经闭等证。2. 用于风湿痹痛及手足麻木，肢体瘫痪，血虚萎黄等。

【用法用量】煎服，10～15g，大剂量可用30g，或浸酒服，或熬成膏服。

王不留行

【性味归经】苦，平。归肝、胃经。

【功效】活血通经，下乳，消痈，利尿通淋。

【应用】1. 用于血瘀经闭，痛经等证。2. 用于产后乳汁不下及乳痈等证。3. 用于热淋、血淋、石淋等证。

【用法用量】煎服，5～10g。

【使用注意】孕妇慎用。

第三节 活血疗伤药

䗪虫

【性味归经】咸，寒。有小毒。归肝经。

【功效】破血逐瘀，续筋接骨。

【应用】1. 用于跌打损伤，筋伤骨折，瘀肿疼痛。2. 用于血瘀经闭、产后瘀滞腹痛、癥积等。

【用法用量】煎服，3～10g；研末服1～1.5g，以黄酒送服为佳。外用适量。

【使用注意】孕妇忌服。

自然铜

【性味归经】辛，平。归肝经。

【功效】散瘀止痛，接骨疗伤。

【应用】用于跌打损伤，骨折筋断，瘀肿疼痛。

【用法用量】煎服，10～15g，多入丸散，醋淬研末服每次0.3g。不宜久服，凡阴虚火旺，血虚无瘀者应慎用。

苏　木

【性味归经】甘、咸、辛，平。归心、肝经。

【功效】活血疗伤，祛瘀通经。

【应用】1. 用于跌打损伤，骨折伤筋，瘀滞肿痛。2. 用于妇科血瘀经闭、痛经、产后瘀滞腹痛、心腹瘀痛、痈肿疮毒等。

【用法用量】煎服，3～10g。外用适量，研末撒。

骨碎补

【性味归经】苦，温。归肝、肾经。

【功效】活血续伤，补肾强骨。

【应用】1. 用于跌打闪挫或金创，损伤筋骨，瘀肿疼痛。

2. 用于肾虚腰痛脚弱、耳鸣耳聋、牙痛、久泻等。

【用法用量】煎服，10～15g。外用适量。

马钱子

【性味归经】苦，寒。有大毒。归肝、脾经。

【功效】散结消肿，通络止痛。

【应用】1. 用于跌打损伤，痈疽肿痛等。2. 用于风湿顽痹，麻木瘫痪等。

【用法用量】内服宜制，多入丸散，日服0.3～0.6g。外用适量，研末调涂。

血　竭

【性味归经】甘、咸，平。归心、肝经。

【功效】活血疗伤，止血生肌。

【应用】1. 用于跌打损伤及其他瘀滞心腹疼痛。2. 用于外伤出血及疮疡不敛等。

【用法用量】内服：多入丸散，研末服，每次1～1.5g；外用适量，研末撒敷。

儿　茶

【性味归经】苦、涩，凉。归心、肺经。

【功效】活血疗伤，止血生肌敛疮。

【应用】主要用于外伤瘀肿、出血，以及疮痈、湿疮、牙疳等。

【用法用量】外用适量，研末撒或调敷；内服：入煎1～3g，宜布包，多入丸散服。

刘寄奴

【性味归经】苦，温。归心、肝、脾经。

【功效】活血疗伤，通经，止痛，止血。

【应用】1. 用于跌打损伤肿痛出血等。2. 用于血瘀经闭、产后瘀滞腹痛等。

【用法用量】煎服，3～10g；外用适量，研末撒或调敷。

第四节　破血消癥药

莪　术

【性味归经】辛、苦，温。归肝、脾经。

【功效】破血行气，消积止痛。

【应用】1. 用于气滞血瘀所致的癥瘕积聚、经闭以及心腹瘀痛等。2. 用于食积脘腹胀痛。

【用法用量】煎服，3～15g。醋制后可加强祛瘀止痛作用；外用适量。

【使用注意】孕妇及月经过多者忌用。

三　棱

【性味归经】苦、辛，平。归肝、脾经。

【功效】破血行气，消积止痛。

【应用】与莪术基本相同，常相须而用。

【用法用量】煎服，3～10g。醋炙可加强止痛作用。

【使用注意】同莪术。

水　蛭

【性味归经】咸、苦，平。**有小毒**。归肝经。

【功效】破血逐瘀消癥。

【应用】用于癥瘕积聚，血瘀经闭及跌打损伤等。

【用法用量】入煎剂1.5～3g；研末服0.3～0.5g。以入丸散或研末服为宜。或以鲜活者放置瘀肿局部吸血消瘀。

【使用注意】孕妇忌服。

虻　虫

【性味归经】苦，微寒。**有小毒**。归肝经。

【功效】破血逐瘀消癥。

【应用】用于癥瘕积聚、血瘀经闭及跌打损伤。

【用法用量】煎服，1～1.5g；研末服，0.3g。

斑 蝥

【性味归经】辛，温。**有大毒**。归肝、肾、胃经。

【功效】破血逐瘀消癥，攻毒散结。

【应用】1. 用于癥积，经闭等。2. 用于痈疽恶疮，顽癣，瘰疬等。

【用法用量】内服多入丸散，0.03～0.06g；外用适量，研末敷贴，或酒、醋浸涂，或作发泡用。内用需以糯米同炒，或配青黛、丹参以缓其毒。

穿山甲

【性味归经】咸，微寒。归肝、胃经。

【功效】活血消癥，通经，下乳，消肿排脓。

【应用】1. 用于癥瘕，经闭，以及风湿痹痛等。2. 用于产后乳汁不下。3. 用于痈肿疮毒，瘰疬等。

【用法用量】煎服，3～10g；研末服，1～1.5g。

第十三章 化痰止咳平喘药

凡能祛痰或消痰，治疗“痰证”为主要作用的药物，称化痰药；以制止或减轻咳嗽和喘息为主要作用的药物，称止咳平喘药。

第一节 化痰药

半 夏

【性味归经】辛，温。有毒。归脾、胃、肺经。

【功效】燥湿化痰，降逆止呕，消痞散结；外用消肿止痛。

【应用】1. 用于湿痰，寒痰证。2. 用于胃气上逆呕吐。3. 用于心下痞，结胸，梅核气等。4. 用于瘿瘤痰核，痈疽肿毒及毒蛇咬伤等。

【用法用量】煎服，3～10g。一般宜制过用，制半夏有姜半夏、法半夏等，姜半夏长于降逆止呕；法半夏长于燥湿且温性较弱。半夏曲则有化痰消食之功。至于竹沥半夏，药性由温变凉，能清化热痰，主治热痰、风痰之证。外用适量。反乌头。

【使用注意】其性温燥，一般而言阴虚燥咳，血证，热痰，燥痰应慎用。然经过配伍热痰证亦可用之。

天南星

【性味归经】苦、辛，温。有毒。归肺、肝、脾经。

【功效】燥湿化痰，祛风解痉；外用消肿止痛。

【应用】1. 用于湿痰，寒痰证。2. 用于风痰证，如眩晕、中风、癫痫、口眼㖞斜及破伤风等。3. 用于痈疽肿痛，毒蛇咬伤等。

【用法用量】煎服，3～10g，多制用。外用适量。

禹白附

【性味归经】辛、甘，温。有毒。归胃、肝经。

【功效】祛风痰，燥湿痰，止痉，止痛，解毒散结。

【应用】1. 用于中风口眼㖞斜、惊风癫痫、破伤风，偏头痛等风痰、头面诸疾。2. 用于瘰疬痰核及毒蛇咬伤。

【用法用量】煎服，3～5g；研末服0.5～1g。外用适量。

白芥子

【性味归经】辛，温。归肺、胃经。

【功效】温肺化痰，利气散结。

【应用】1. 用于寒痰喘咳，悬饮等。2. 用于阴疽流注及痰阻经络关节之肢体麻木，关节肿痛等。

【用法用量】煎服，3～6g。外用适量，研末调敷，或作发泡用。

【使用注意】本品辛温走散，耗气伤阴，久咳肺虚及阴虚火旺者忌用；对皮肤黏膜有刺激，易发泡，有消化道溃疡、出血者及皮肤过敏者忌用。用量不宜过大，过量易致胃肠炎，产生腹痛、腹泻。

皂 荚

【性味归经】辛、咸，温。有小毒。归肺、大肠经。

【功效】祛顽痰，通窍开闭，祛风杀虫。

【应用】1. 用于顽痰阻肺，咳喘痰多之证。2. 用于痰盛关窍阻闭之证。

【用法用量】多研末服，1～1.5g；亦可入汤剂，1.5～5g。外用适量。

旋覆花

【性味归经】苦、辛、咸，微温。归肺、胃经。

【功效】降气化痰，降逆止呕。

【应用】1. 用于咳喘痰多及痰饮蓄结胸膈痞满等。2. 用于噫气，呕吐。

【用法用量】煎服，3～10g。宜布包。

【使用注意】阴虚劳嗽，津伤燥咳者忌用；又因本品有绒毛，易刺激咽喉作痒而致呛咳呕吐，故须布包入煎。

白 前

【性味归经】辛、苦，微温。归肺经。

【功效】降气化痰。

【应用】用于咳嗽痰多，胸满喘急。

【用法用量】煎服，3～10g。

前 胡

【性味归经】苦、辛，微寒。归肺经。

【功效】降气化痰，宣散风热。

【应用】1. 用于咳喘痰多色黄者。2. 用于外感风热咳嗽有痰者。

【用法用量】煎服，6～10g。

桔 梗

【性味归经】苦、辛，平。归肺经。

【功效】宣肺祛痰，利咽，排脓。

【应用】1. 用于肺气不宣的咳嗽痰多，胸闷不畅。2. 用于咽喉肿痛，失音。3. 用于肺痈咳吐脓痰。

【用法用量】煎服，3～10g。

【使用注意】本品性升散，凡气机上逆，呕吐、呛咳、眩晕、阴虚火旺咳血等，不宜用。用量过大易致恶心呕吐。

川贝母

【性味归经】苦、甘，微寒。归肺、心经。

【功效】清热化痰，润肺止咳，散结消肿。

【应用】1. 用于虚劳咳嗽，肺热燥咳。2. 用于瘰疬疮肿及乳痈，肺痈。

【用法用量】煎服，3～10g；研末服1～2g。反乌头。

浙贝母

【性味归经】苦，寒。归肺、心经。

【功效】清热化痰，开郁散结。

【应用】1. 用于风热、燥热、痰热咳嗽，本品功似川贝母而偏苦泄。2. 用于瘰疬，瘿瘤，痈疡疮毒，肺痈等。

【用法用量】煎服，3～10g。

【使用注意】同川贝母。

瓜　蒌

【性味归经】甘、微苦，寒。归肺、胃、大肠经。

【功效】清热化痰，宽胸散结，润肠通便。

【应用】1. 用于痰热咳喘。2. 用于胸痹、结胸等。3. 用于肺痈、肠痈、乳痈等。4. 用于肠燥便秘。

【用法用量】煎服，全瓜蒌10～20g，瓜蒌皮6～12g，瓜蒌仁10～15g打碎入煎。反乌头。

【使用注意】本品甘寒而滑，脾虚便溏及湿痰、寒痰者忌用。

竹茹

【性味归经】甘，微寒。归肺、胃经。

【功效】清热化痰，除烦止呕。

【应用】1. 用于痰热所致的咳嗽或心烦不眠等。2. 用于胃热呕吐。

【用法用量】煎服，6～10g。生用清化痰热，姜汁炙用止呕。

竹沥

【性味归经】甘，寒。归心、肺、肝经。

【功效】清热豁痰，定惊利窍。

【应用】1. 用于痰热咳喘。2. 用于中风痰迷，惊痫癫狂等。

【用法用量】内服30～50g，冲服。本品不能久藏，但可熬膏瓶贮，称竹沥膏；近年用安瓿瓶密封装置，可以久藏。

【使用注意】本品性寒滑，对寒痰及便溏者忌用。

天竹黄

【性味归经】甘，寒。归心、肝经。

【功效】清热化痰，清心定惊。

【应用】用于小儿惊风，中风癫痫，热病神昏等心肝经痰热证。

【用法用量】煎服，3～6g；研粉冲服，每次0.6～1g。

海　藻

【性味归经】咸，寒。归肝、肾经。

【功效】消痰软坚，利水消肿。

【应用】1. 用于瘿瘤、瘰疬、睾丸肿痛等。2. 用于脚气浮肿及水肿等。

【用法用量】煎服，10～15g。反甘草。

【使用注意】传统认为反甘草。但临床也每有配伍同用者。

昆布

【性味归经】咸，寒。归肝、肾经。

【功效】消痰软坚，利水消肿。

【应用】同海藻，常与海藻相须而用。

【用法用量】煎服，6～12g。

海蛤壳

【性味归经】咸，寒。归肺、胃经。

【功效】清肺化痰，软坚散结。

【应用】1. 用于肺热，痰火之咳嗽气喘等。2. 用于瘿瘤、痰核等。

【用法用量】煎服，10～15g，蛤粉宜包服。

瓦楞子

【性味归经】咸，平。归肺、胃、肝经。

【功效】消痰软坚，化瘀散结。

【应用】1. 用于瘰疬，瘿瘤等。2. 用于癥瘕痞块。

【用法用量】煎服，10～15g，宜先煎。研末服，每次1～3g。生用消痰散结；煅用制酸止痛。

胖大海

【性味归经】甘，寒。归肺、大肠经。

【功效】清肺化痰，利咽开音，润肠通便。

【应用】1. 用于肺热声哑，咽喉疼痛，咳嗽等。2. 用于燥热便秘，头痛目赤。

【用法用量】2～4 枚，沸水泡服或煎服。

第二节　止咳平喘药

苦杏仁

【性味归经】苦，微温。有小毒。归肺、大肠经。

【功效】止咳平喘，润肠通便。

【应用】1. 用于咳嗽气喘。2. 用于肠燥便秘。

【用法用量】煎服，3 ~ 10g，宜打碎入煎。

苏 子

【性味归经】辛，温。归肺、大肠经。

【功效】降气化痰，止咳平喘，润肠通便。

【应用】1. 用于痰壅气逆，咳嗽气喘。2. 用于肠燥便秘。

【用法用量】煎服，5 ~ 10g。

【使用注意】阴虚喘咳及脾虚便溏者慎用。

百 部

【性味归经】甘、苦，微温。归肺经。

【功效】润肺止咳，杀虫。

【应用】1. 用于新久咳嗽，百日咳，肺痨咳嗽。2. 用于蛲虫、阴道滴虫、头虱及疥癣等。

【用法用量】煎服，5 ~ 15g。外用适量。久咳虚嗽宜蜜炙用。

紫　菀

【性味归经】辛、甘、苦，温。归肺经。

【功效】润肺化痰止咳。

【应用】用于咳嗽有痰。

【用法用量】煎服，5～10g。外感暴咳生用，肺虚久咳蜜炙用。

款冬花

【性味归经】辛、微苦，温。归肺经。

【功效】润肺止咳化痰。

【应用】用于多种咳嗽。

【用法用量】煎服，5～10g。外感暴咳宜生用，内伤外咳宜炙用。

马兜铃

【性味归经】苦、微辛，寒。归肺、大肠经。

【功效】清肺化痰，止咳平喘。

【应用】主要用于肺热咳喘。

【用法用量】煎服，3～10g；外用适量，煎汤熏洗。一般生用，肺虚久咳炙用。

【使用注意】用量不宜过大，以免引起呕吐。

枇杷叶

【性味归经】苦，微寒。归肺、胃经。

【功效】清肺化痰止咳，降逆止呕。

【应用】1. 用于肺热咳嗽。2. 用于胃热呕吐，哕逆。

【用法用量】煎服，5～10g。止咳宜炙用，止呕宜生用。

桑白皮

【性味归经】甘，寒。归肺经。

【功效】泻肺平喘，利水消肿。

【应用】1. 用于肺热咳喘等。2. 用于水肿，如风水、皮水等。

【用法用量】煎服，5～15g。泻肺利水平肝清火宜生用；肺虚咳嗽宜蜜炙用。

葶苈子

【性味归经】苦、辛，大寒。归肺、膀胱经。

【功效】泻肺平喘，利水消肿。

【应用】1. 用于痰涎壅盛，喘咳不得平卧之证。2. 用于水肿、悬饮、胸腹积水、小便不利等。

【用法用量】煎服，5～10g；研末服，3～6g。

洋金花

【性味归经】辛，温。有毒。归肺、肝经。

【功效】平喘止咳，镇痛止痉。

【应用】1. 用于哮喘咳嗽。2. 用于心腹疼痛及风湿痹痛，跌打损伤等。3. 用于癫痫及小儿慢惊风等。4. 用于麻醉。

【用法用量】内服：多作散剂吞服，每日不超过1.5g。麻醉用：煎服20g。外用适量。煎汤洗或研末外敷。

第十四章　安神药

凡以安定神志为主要作用，用治心神不安病证的药物，称为安神药。

第一节　重镇安神药

朱　砂

【性味归经】甘，寒。有毒。归心经。

【功效】镇心安神，清热解毒。

【应用】1. 用于心神不宁，心悸，失眠。2. 用于惊风，癫痫。3. 用于疮疡肿毒，咽喉肿痛，口舌生疮。

【用法用量】入丸散或研末冲服，每次0.3～1g。外用适量。

【使用注意】本品有毒，内服不可过量或持续服用，以防汞中毒；忌火煅，火煅则析出水银，有剧毒。

磁石

【性味归经】咸，寒。归心、肝、肾经。

【功效】镇惊安神，平肝潜阳，聪耳明目，纳气定喘。

【应用】1. 用于心神不安，惊悸，癫痫。2. 用于肝阳眩晕。3. 用于肝肾亏虚，目暗耳聋。4. 用于肾虚喘促。

【用法用量】煎服，15～30g，宜打碎先煎。入丸散，每次1～3g。镇惊安神、平肝潜阳宜生用，聪耳明目、纳气平喘宜醋淬后用。

【使用注意】因吞服后不易消化，如入丸散，不可多服。脾胃虚弱者慎用。

龙骨

【性味归经】甘、涩，平。归心、肝、肾经。

【功效】镇惊安神，平肝潜阳，收敛固涩。

【应用】1. 用于心神不安，心悸失眠，惊痫癫狂。2. 用于肝阳眩晕。3. 用于滑脱诸证。

【用法用量】煎服，15～30g，入煎剂宜先煎。外用适量。收敛固涩宜煅用，余皆生用。

琥 珀

【性味归经】甘，平。归心、肝、膀胱经。

【功效】镇惊安神，活血散瘀，利尿通淋。

【应用】1. 用于心神不安，心悸失眠，惊风癫痫。2. 用于瘀血阻滞证。3. 用于淋证，癃闭。

【用法用量】研末冲服，每次1.5～3g。不入煎剂。

第二节 养心安神药

酸枣仁

【性味归经】甘、酸，平。归心、肝、胆经。

【功效】养心益肝，安神，敛汗。

【应用】1. 用于心悸失眠。2. 用于体虚多汗。

【用法用量】煎服，10～20g。研末吞服，每次1.5～3g。

柏子仁

【性味归经】甘，平。归心、肾、大肠经。

【功效】养心安神，润肠通便。

【应用】1. 用于心悸失眠。2. 用于肠燥便秘。

【用法用量】煎服，10～20g。

【使用注意】便溏及多痰者慎用。

远　志

【性味归经】苦、辛，微温。归心、肾、肺经。

【功效】宁心安神，祛痰开窍，消散痈肿。

【应用】1. 用于惊悸，失眠健忘。2. 用于痰阻心窍，癫痫发狂。3. 用于咳嗽痰多。4. 用于痈疽疮毒，乳房肿痛。

【用法用量】煎服，5～10g。外用适量。

【使用注意】有胃炎及胃溃疡者慎用。

合欢皮

【性味归经】甘，平。归心、肝经。

【功效】安神解郁，活血消肿。

【应用】1. 用于忿怒忧郁，烦躁不眠。2. 用于跌打骨折，血瘀肿痛及痈肿疮毒。

【用法用量】煎服，10～30g。

夜交藤

【性味归经】甘，平。归心、肝经。

【功效】养心安神，祛风通络。

【应用】1. 用于虚烦不眠，多梦等证。2. 用于血虚身痛，风湿痹痛。

【用法用量】煎服，15～30g。

第十五章　平肝息风药

凡以平肝潜阳，息风止痉为主要作用，主治肝阳上亢或肝风内动病证的药物，称平肝息风药。

第一节　平抑肝阳药

石决明

【性味归经】咸，寒。归肝经。

【功效】平肝潜阳，清肝明目。

【应用】1. 用于肝阳上亢，头晕目眩。2. 用于目赤，翳障，视物昏花。

【用法用量】煎服，15～30g。**应打碎先煎**。平肝、清肝宜生用，外用点眼宜煅用、水飞。

珍珠母

【性味归经】咸，寒。归肝、心经。

【功效】平肝潜阳，清肝明目，镇心安神。

【应用】1. 用于肝阳上亢，头晕目眩。2. 用于目赤肿痛，视物昏花。3. 用于惊悸失眠，心神不安。

【用法用量】煎服，15～30g。宜打碎先煎。外用适量。

牡　蛎

【性味归经】咸、涩，微寒。归肝、肾经。

【功效】平肝潜阳，软坚散结，收敛固涩。

【应用】1. 用于肝阳上亢，头晕目眩。2. 用于痰核，瘰疬，癥瘕积聚等证。3. 用于滑脱诸证。

【用法用量】煎服，10～30g。宜打碎先煎。除收敛固涩煅用外，余皆生用。

代赭石

【性味归经】苦，寒。归肝、心经。

【功效】平肝潜阳，重镇降逆，凉血止血。

【应用】1. 用于肝阳上亢，头晕目眩。2. 用于呕吐，呃逆，噫气等证。3. 用于气逆喘息。4. 用于血热吐衄，崩漏。

【用法用量】煎服，10～30g。宜打碎先煎。入丸散，每次1~3g。降逆、平肝生用，止血煅用。

【使用注意】孕妇慎用。因含微量砷，故不宜长期服用。

刺蒺藜

【性味归经】苦、辛，平。归肝经。

【功效】平肝疏肝，祛风明目。

【应用】1. 用于肝阳上亢，头晕目眩。2. 用于肝郁气滞，胸胁胀痛及乳闭胀痛。3. 用于风热上攻，目赤翳障。4. 用于风疹瘙痒，白癜风。

【用法用量】煎服，6~15g。

罗布麻

【功效】平抑肝阳，清热，利尿。

【应用】1. 用于头晕目眩。2. 用于水肿，小便不利。

【用法用量】水煎服或开水泡服，3~15g。肝阳眩晕宜用叶片，治疗水肿多用根。

【使用注意】不宜过量和长期服用，以免中毒。

第二节　息风止痉药

羚羊角

【性味归经】咸，寒。归肝、心经。

【功效】平肝息风，清肝明目，清热解毒。

【应用】1. 用于肝风内动，惊痫抽搐。2. 用于肝阳上亢，头晕目眩。3. 用于肝火上炎，目赤头痛。4. 用于温热病壮热神昏，热毒发斑。

【用法用量】煎服，1～3g。单煎 2 小时以上，取汁服。磨汁或研粉服，每次 0.3～0.6g。

牛　黄

【性味归经】苦，凉。归肝、心经。

【功效】息风止痉，化痰开窍，清热解毒。

【应用】1. 用于温热病及小儿惊风之壮热神昏，惊厥抽搐等证。2. 用于温热病热入心包，中风，惊风，癫痫等痰热蒙蔽心窍所致之神昏、口噤、痰鸣等证。3. 用于咽喉肿痛，溃烂及痈疽疔毒等热毒壅滞郁结之证。

【用法用量】入丸散，每次0.2～0.5g。外用适量，研细末敷患处。

【使用注意】孕妇慎用。

钩　藤

【性味归经】甘，微寒。归肝、心包经。

【功效】息风止痉，清热平肝。

【应用】1. 用于肝风内动，惊痫抽搐。2. 用于头痛，眩晕。

【用法用量】煎服，10～15g。不宜久煎，一般不超过20分钟。

天　麻

【性味归经】甘，平。归肝经。

【功效】息风止痉，平抑肝阳，祛风通络。

【应用】1. 用于肝风内动，惊痫抽搐。2. 用于眩晕，头痛。3. 用于肢麻痉挛抽搐，风湿痹痛。

【用法用量】煎服，3～10g。研末冲服，每次1～1.5g。

地　龙

【性味归经】咸，寒。归肝、脾、膀胱经。

【功效】清热息风，通络，平喘，利尿。

【应用】1. 用于高热惊痫，癫狂。2. 用于气虚血滞，半身不遂。3. 用于痹证。4. 用于肺热哮喘。5. 用于热结膀胱，小便不利或尿闭不通。

【用法用量】煎服，5～15g。鲜品10～20g。研末吞服，每次1～2g。

全　蝎

【性味归经】辛，平。有毒。归肝经。

【功效】息风止痉，攻毒散结，通络止痛。

【应用】1. 用于痉挛抽搐。2. 用于疮疡肿毒，瘰疬结核。3. 用于风湿顽痹。4. 用于顽固性偏正头痛。

【用法用量】煎服，2~5g；研末吞服，每次0.6~1g。外用适量。

【使用注意】本品有毒，用量不宜过大。孕妇慎用。

蜈　蚣

【性味归经】辛，温。有毒。归肝经。

【功效】息风止痉，攻毒散结，通络止痛。

【应用】1. 用于痉挛抽搐。2. 用于疮疡肿毒瘰疬结核。3. 用于风湿顽痹。4. 用于顽固性头痛。

【用法用量】煎服，1~3g。研末吞服，每次0.6~1g。外用适量。

【使用注意】本品有毒，用量不宜过大，孕妇慎用。

僵 蚕

【性味归经】咸、辛，平。归肝、肺经。

【功效】息风止痉，祛风止痛，化痰散结。

【应用】1. 用于惊痫抽搐。2. 用于风中经络，口眼㖞斜。3. 用于风热头痛，目赤，咽肿或风疹瘙痒。4. 用于痰核，瘰疬。

【用法用量】煎服，3～10g。研末吞服，每次1～1.5g。散风热宜生用，余多制用。

第十六章 开窍药

凡具辛香走窜之性，以开窍醒神为主要作用，用于治疗闭证神昏病证的药物，称开窍药。

麝 香

【性味归经】辛，温。归心、脾经。

【功效】开窍醒神，活血通经，止痛，催产。

【应用】1. 用于闭证神昏。2. 用于疮疡肿毒，咽喉肿痛。

3. 用于血瘀经闭，癥瘕，心腹暴痛，跌打损伤，风寒湿痹等证。4. 用于难产，死胎，胞衣不下。

【用法用量】入丸散，每次 0.06～0.1g。外用适量。**不宜入煎剂**。

【使用注意】孕妇忌用。

冰 片

【性味归经】辛、苦，微寒。归心、脾、肺经。

【功效】开窍醒神，清热止痛。

【应用】1. 用于闭证神昏。2. 用于目赤肿痛，喉痹口疮。3. 用于疮疡肿痛，溃后不敛。

【用法用量】入丸散，每次 0.03～0.1g。外用适量。**不宜入煎剂**。

【使用注意】孕妇慎用。

苏合香

【性味归经】辛，温。归心、脾经。

【功效】开窍醒神，辟秽止痛。

【应用】1. 用于寒闭神昏。2. 用于胸腹冷痛，满闷。

【用法用量】入丸散，每次0.3~1g。**不入煎剂**。

石菖蒲

【性味归经】辛、苦，温。归心、胃经。

【功效】开窍宁神，化湿和胃。

【应用】1. 用于痰湿蒙蔽清窍之神志昏迷。2. 用于湿阻中焦，脘腹胀闷，痞塞疼痛。

【用法用量】煎服，5~10g。鲜品加倍。外用适量。

蟾　酥

【功效】开窍醒神，止痛，解毒。

【应用】1. 用于痧胀腹痛，吐泻，神昏。2. 用于恶疮，瘰疬，咽喉肿痛及各种牙痛。

【用法用量】入丸散，每次0.015~0.03g。外用适量。

【使用注意】本品有毒，内服切勿过量；外用不可入目。孕妇忌用。

樟　脑

【功效】内服：开窍辟秽。外用：除湿杀虫，温散止痛。

【应用】1. 用于痧胀腹痛，吐泻，神昏。2. 用于疥癣湿疮，瘙痒溃烂。3. 用于牙痛及跌打损伤疼痛。

【用法用量】内服入散剂或用酒溶化服，每次0.1~0.2g。外用适量，研末撒或调敷。

【使用注意】本品有毒，内服宜慎，并控制剂量。孕妇忌用。

第十七章　补虚药

凡能补益正气，增强体质，以提高抗病能力，治疗虚证为主的药物，称为补虚药，亦称补养药或补益药。

第一节　补气药

人　参

【性味归经】甘、微苦，微温。归心、肺、脾经。

【功效】大补元气，补脾益肺，生津，安神。

【应用】1. 用于气虚欲脱，脉微欲绝的重危证候。2. 用于肺气虚弱的短气喘促，懒言声微，脉虚自汗等证。3. 用于脾气不足的倦怠乏力，食少便溏等证。4. 用于热病气津两伤，身热口渴及消渴证，有益气生津之效。5. 用于气血亏虚的心悸，失眠，健忘等证，有补气安神益智之效。

【用法用量】入汤剂，5～10g；用于急重证，剂量可酌增为15～30g。宜文火另煎兑服。研末吞服，每次1.5～2g。反藜芦。畏五灵脂。

西洋参

【功效】补气养阴，清火生津。

【应用】1. 用于阴虚火旺的喘咳痰血症。2. 用于热病气阴两伤，烦倦，口渴。

【用法用量】另煎兑服，每次3～6g。

党　参

【性味归经】甘，平。归脾、肺经。

【功效】益气，生津，养血。

【应用】1. 用于中气不足的体虚倦怠，食少便溏等。2. 用于肺气亏虚的咳嗽气促，语声低弱等。3. 用于气津两伤的气短口渴，及气血双亏的面色萎黄，头晕心悸等。

【用法用量】煎服，10～30g。

太子参

【性味归经】甘、微苦，平。归脾、肺经。

【功效】补气生津。

【应用】1. 用于脾气虚弱、胃阴不足的食少倦怠。2. 用于气虚津伤的肺虚燥咳及心悸不眠、虚热汗多。

【用法用量】煎服，10～30g。

黄　芪

【性味归经】甘，微温。归脾、肺经。

【功效】补气升阳，益卫固表，利水消肿，托疮生肌。

【应用】1. 用于脾胃气虚及中气下陷诸证。2. 用于肺气虚及表虚自汗，气虚外感诸证。3. 用于气虚水湿失运的浮肿，小便不利。4. 用于气血不足，疮疡内陷的脓成不溃或溃久不敛。

【用法用量】煎服，10～15g，大剂量30～60g。益气补中宜炙用；其他方面多生用。

【使用注意】凡表实邪盛，内有积滞，阴虚阳亢，疮疡阳证实证等，均不宜用。

白　术

【性味归经】苦、甘，温。归脾、胃经。

【功效】补气健脾，燥湿利水，止汗，安胎。

【应用】1. 用于脾胃气虚，运化无力，食少便溏，脘腹胀满，肢软神疲等证。2. 用于脾虚水停，而为痰饮，水肿，小便不利。3. 用于脾虚气弱，肌表不固而汗多。4. 用于脾虚气弱，胎动不安。

【用法用量】煎服，10～15g。燥湿利水宜生用，补气健脾宜炒用，健脾止泻宜炒焦用。

山　药

【性味归经】甘，平。归脾、肺、肾经。

【功效】益气养阴，补脾肺肾，固精止带。

【应用】1. 用于脾胃虚弱证。2. 用于肺肾虚弱证。3. 用于阴虚内热，口渴多饮，小便频数的消渴证。

【用法用量】煎服，10～30g，大量60～250g。研末吞服，每次6～10g。补阴生津宜生用；健脾止泻宜炒用。

白扁豆

【性味归经】甘，微温。归脾、胃经。

【功效】健脾，化湿，消暑。

【应用】1. 用于脾虚湿盛，运化失常，而见食少便溏或泄泻，及脾虚而湿浊下注，白带过多等证。2. 用于暑湿吐泻。

【用法用量】煎服，10～30g。健脾止泻宜炒用；消暑解毒宜生用。

甘　草

【性味归经】甘，平。归心、肺、脾、胃经。

【功效】益气补中，清热解毒，祛痰止咳，缓急止痛，调和药性。

【应用】1. 用于心气不足的心动悸，脉结代，与脾气虚弱的倦怠乏力，食少便溏。2. 用于痰多咳嗽。3. 用于脘腹及四肢挛急作痛。4. 用于药性峻猛的方剂中。5. 用于热毒疮疡，咽喉肿痛及药物、食物中毒等。

【用法用量】煎服，3～10g。清热解毒宜生用；补中缓急宜炙用。反大戟、芫花、甘遂、海藻。

【使用注意】湿盛胀满，浮肿者不宜用。久服较大剂量的生甘草，可引起浮肿等。

大 枣

【性味归经】甘，温。归脾、胃经。

【功效】补中益气，养血安神，缓和药性。

【应用】1. 用于脾虚食少便溏，倦怠乏力。2. 用于血虚萎黄及妇女脏躁，神志不安。3. 用于药性较峻烈的方剂中，可以减少烈性药的副作用，并保护正气。

【用法用量】劈破煎服，10～30g；亦可去皮核捣烂为丸服。

蜂 蜜

【功效】补中缓急，润燥，解毒。

【应用】1. 用于中虚脘腹疼痛。2. 用于肺虚燥咳及肠燥便秘。3. 用于乌头类毒药之解毒。

【用法用量】煎服或冲服，15～30g。制丸剂、膏剂或栓剂等，随方适量。外敷疮疡不敛、水火烫伤等，亦适量。

【使用注意】凡湿阻中满，湿热痰滞，便溏或泄泻者宜慎用。

第二节　补阳药

鹿茸

【性味归经】甘、咸，温。归肾、肝经。

【功效】壮肾阳，益精血，强筋骨，调冲任，托疮毒。

【应用】1. 用于肾阳不足，精血亏虚的阳痿早泄，宫寒不孕，尿频不禁，头晕耳鸣，腰膝酸痛，肢冷神疲等证。2. 用于肝肾精血不足的筋骨痿软，小儿发育不良，囟门过期不合，齿迟，行迟等。3. 用于冲任虚寒，带脉不固的崩漏不止，带下过多。4. 用治疮疡久溃不敛，脓出清稀，或阴疽内陷不起。

【用法用量】研细末，一日三次分服，1～3g。如入丸散，随方配制。

【使用注意】服用本品宜从小量开始，缓缓增加，不宜骤用大量，以免阳升风动，头晕目赤，或助火动血，而致鼻衄。凡阴虚阳亢，血分有热，胃火盛或肺有痰热，以及外感热病者，均应忌服。

巴戟天

【性味归经】甘、辛，微温。归肾、肝经。

【功效】补肾阳，强筋骨，祛风湿。

【应用】1. 用于肾阳虚弱的阳痿，不孕，月经不调，少腹冷痛等。2. 用于肝肾不足的筋骨痿软，腰膝疼痛，或风湿久痹，步履艰难。

【用法用量】煎服，10～15g。

淫羊藿

【性味归经】辛、甘，温。归肝、肾经。

【功效】温肾壮阳，强筋骨，祛风湿。

【应用】1. 用于肾阳虚的阳痿，不孕及尿频等证。2. 用于肝肾不足的筋骨痹痛，风湿拘挛麻木等证。

【用法用量】煎服，5～10g。亦可浸酒、熬膏或入丸、散。

仙　茅

【性味归经】辛，热。有毒。归肾、肝、脾经。

【功效】温肾壮阳，强筋骨，祛寒湿。

【应用】1. 用于肾阳不足，命门火衰的阳痿精冷、遗尿尿频。2. 用于肾虚腰膝痿软，筋骨冷痛，或寒湿久痹。3. 用于脾肾阳虚的脘腹冷痛，泄泻等。

【用法用量】煎服或浸酒服，3～10g。

【使用注意】阴虚火旺者忌服。

补骨脂

【性味归经】辛、苦，温。归肾、脾经。

【功效】补肾助阳，固精缩尿，暖脾止泻，纳气平喘。

【应用】1. 用于肾阳不足，命门火衰，腰膝冷痛，阳痿，遗精，尿频等。2. 用于脾肾阳虚泄泻。3. 用于肾不纳气的虚喘。

【用法用量】煎服，6～15g。外用适量。

益智仁

【性味归经】辛，温。归肾、脾经。

【功效】暖肾固精缩尿，温脾止泻摄唾。

【应用】1. 用于肾气虚寒，遗精滑精，遗尿尿频等。2. 用于脾寒泄泻，腹中冷痛，口多涎唾等。

【用法用量】煎服，3～10g。

肉苁蓉

【性味归经】甘、咸，温。归肾、大肠经。

【功效】补肾阳，益精血，润肠通便。

【应用】1. 用于肾阳不足，精血亏虚的阳痿，不孕，腰膝酸软，筋骨无力。2. 用于肠燥便秘。

【用法用量】煎服，10～15g；单用大剂量煎服，可用至30g。

锁　阳

【性味归经】甘，温。归肝、肾、大肠经。

【功效】补肾阳，益精阳，润肠通便。

【应用】1. 用于肾阳虚衰的阳痿，不孕，腰膝痿软等证。2. 用于精血津液亏耗的肠燥便秘。

【用法用量】煎服，10～15g。

菟丝子

【性味归经】甘，温。归肝、肾、脾经。

【功效】补肾固精，养肝明目，止泻，安胎。

【应用】1. 用于肾虚腰痛，阳痿遗精，尿频，带下等证。

2. 用于肝肾不足，目失所养而致目昏目暗，视力减退之证。3. 用于脾肾虚泻。4. 用于肝肾不足的胎动不安。

【用法用量】煎服，10～15g。外用适量。

沙苑子

【性味归经】甘，温。归肝、肾经。

【功效】补肾固精，养肝明目。

【应用】1. 用于肾虚阳痿，遗精早泄，小便遗沥，白带过多及腰痛等。2. 用于肝肾不足的眩晕目昏。

【用法用量】煎服，10～15g。

杜 仲

【性味归经】甘，温。归肝、肾经。

【功效】补肝肾，强筋骨，安胎。

【应用】1. 用于肝肾不足的腰膝酸痛，下肢痿软及阳痿，尿频等症。2. 用于肝肾亏虚，下元虚冷的妊娠下血，胎动不安，或习惯性流产等。

【用法用量】煎服，10～15g。炒用疗效较生用为佳。

续　断

【性味归经】苦、甘、辛，微温。归肝、肾经。

【功效】补肝肾，强筋骨，止血安胎，疗伤续折。

【应用】1. 用于肝肾不足，腰痛脚弱，风湿痹痛，及跌打损伤，骨折，肿痛等。2. 用于肝肾虚弱，冲任失调的胎动欲坠或崩漏经多等。

【用法用量】煎服，10～15g。外用适量研末敷。

阳起石

【功效】温肾补阳。

【应用】主要用于肾阳虚的阳痿，宫冷，腰膝冷痹等。

【用法用量】入丸、散服，3～6g。

核桃仁

【功效】补肾，温肺，润肠。

【应用】1. 用于肺肾两虚的喘咳。2. 用于肾阳不足的腰膝酸痛，遗精尿频。3. 用于肠燥便秘。

【用法用量】煎服，10～30g。定喘嗽宜连皮用，润肠燥宜去皮用，排结石宜食油炸酥，捣如膏状服用。

蛤　蚧

【性味归经】咸，平。归肺、肾经。

【功效】助肾阳，益精血，补肺气，定喘嗽。

【应用】1. 用于肺肾两虚，肾不纳气的虚喘久嗽。2. 用于肾阳不足，精血亏虚的阳痿。

【用法用量】研末服，每次 1～2g，日服 3 次。亦可浸酒服，或入丸、散剂。

冬虫夏草

【性味归经】甘，平。归肺、肾经。

【功效】益肾壮阳，补肺平喘，止血化痰。

【应用】1. 用于肾虚腰痛，阳痿遗精。2. 用于肺虚或肺肾两虚之久咳虚喘，劳嗽痰血。

【用法用量】煎汤或炖服，5～10g。

紫河车

【性味归经】甘、咸，温。归心、肺、肾经。

【功效】温肾补精，益气养血。

【应用】1. 用于肾气不足，精血亏虚的不孕，阳痿遗精，腰酸耳鸣等。2. 用于肺肾两虚的喘嗽。3. 用于气血不足，萎黄消瘦，产后乳少等。

【用法用量】研末或装胶囊吞服，每次1.5～3g，每日2～3次。也可用鲜品煨食，每次半个或一个，一周2～3次。

第三节　补血药

当　归

【性味归经】甘、辛，温。归肝、心、脾经。

【功效】补血，活血，调经，止痛，润肠。

【应用】1. 用于心肝血虚，面色萎黄，眩晕心悸等。2. 用于血虚或血虚而兼的瘀滞的月经不调，痛经，经闭等证。3. 用于血虚，血滞而兼的寒凝，以及跌打损伤，风湿痹阻的疼痛证。4. 用于痈疽疮疡。5. 用于血虚肠燥便秘。

【用法用量】煎服，5～15g。一般生用，为加强活血则酒炒用。又通常补血用当归身，活血用当归尾，和血（补血活血）用全当归。

熟地黄

【性味归经】甘，微温。归肝、肾经。

【功效】补血滋阴，益精填髓。

【应用】1. 用于血虚萎黄，眩晕，心悸失眠，月经不调，崩漏等证。2. 用于肾阴不足的潮热骨蒸、盗汗、遗精、消渴等。3. 用于肝肾精血亏虚的腰膝酸软，眩晕耳鸣，须发早白等。

【用法用量】煎服，10～30g。

白　芍

【性味归经】苦、酸、甘，微寒。归肝、脾经。

【功效】养血调经，平肝止痛，敛阴止汗。

【应用】1. 用于血虚或阴虚有热的月经不调，崩漏等证。2. 用于肝阴不足，肝气不舒或肝阳偏亢的头痛、眩晕、胁肋疼痛、脘腹四肢拘挛作痛等证。3. 用于阴虚盗汗，及营卫不和的表虚自汗证。

【用法用量】煎服，10～15g；大量15～30g。欲其平肝、敛阴多生用；用以养血调经多炒用或酒炒用。反藜芦。

何首乌

【性味归经】制首乌甘、涩，微温；归肝、肾经。生首乌甘、苦，平；归心、肝、大肠经。

【功效】制首乌补益精血，固肾乌须；生首乌截疟解毒，润肠通便。

【应用】1. 用于血虚而见头昏目眩，心悸失眠，萎黄乏力，肝肾精血亏虚的眩晕耳鸣，腰膝酸软，遗精崩带，须发早白等证。2. 用于体虚久疟，肠燥便秘及痈疽、瘰疬等证。

【用法用量】煎服，10～30g。补益精血宜用制首乌，截疟、润肠、解毒宜用生首乌。

阿胶

【性味归经】甘，平。归肺、肝、肾经。

【功效】补血，止血，滋阴润燥。

【应用】1. 用于血虚萎黄，眩晕，心悸等。2. 用于多种出血证。3. 用于阴虚证及燥证。

【用法用量】入汤剂，5～15g，烊化兑服；止血常用阿胶珠，可以同煎。

【使用注意】本品性滋腻，有碍消化，胃弱便溏者慎用。

龙眼肉

【性味归经】甘，温。归心、脾经。

【功效】补益心脾，养血安神。

152 【应用】用于心脾虚损，气血不足的心悸、失眠、健忘等。

【用法用量】煎汤，10～15g，大量30～60g。

第四节 补阴药

北沙参

【性味归经】甘、微苦，微寒。归肺、胃经。

【功效】养阴清肺，益胃生津。

【应用】1. 用于肺阴虚的肺热燥咳，干咳少痰，或痨嗽久咳，咽干音哑等。2. 用于胃阴虚或热伤胃阴，津液不足的口渴咽干，舌质红绛，胃脘隐痛、嘈杂、干呕等。

【用法用量】煎服，10～15g。

南沙参

【功效】养阴清肺，化痰，益气。

【应用】1. 用于肺阴虚的燥热咳嗽，见干咳少痰，或痰黏不易咯出者。2. 用于热病后气津不足或脾胃虚弱，而见咽干口燥，舌红少津，食少不饥者。

【用法用量】煎服，10～15g。

【使用注意】反藜芦。

百　合

【性味归经】甘，微寒。归肺、心经。

【功效】养阴润肺止咳，清心安神。

【应用】1. 用于肺阴虚的燥热咳嗽及劳嗽久咳，痰中带血等。2. 用于热病余热未清，虚烦惊悸，失眠多梦等。

【用法用量】煎服，10～30g。清心宜生用，润肺蜜炙用。

麦　冬

【性味归经】甘、微苦，微寒。归心、肝、胃经。

【功效】养阴润肺，益胃生津，清心除烦。

【应用】1. 用于肺阴不足，而有燥热的干咳痰黏、劳热咳嗽等。2. 用于胃阴虚或热伤胃阴，口渴咽干，大便燥结等。3. 用于心阴虚及温病热邪扰及心营，心烦不眠，舌绛而干等。

【用法用量】煎服，10～15g。

天　冬

【性味归经】甘、苦，寒。归肺、肾经。

【功效】养阴润燥，清火，生津。

【应用】1. 用于阴虚肺热的燥咳或劳嗽咳血。2. 用于肾阴不足，阴虚火旺的潮热盗汗、遗精，内热消渴，肠燥便秘等证。

【用法用量】煎服，10～15g。

石 斛

【性味归经】甘，微寒。归胃、肾经。

【功效】养阴清热，益胃生津。

【应用】1. 用于热病伤津，低热烦渴，口燥咽干，舌红苔少。2. 用于胃阴不足，口渴咽干，食少呕逆，胃脘嘈杂、隐痛或灼痛，舌光少苔等。

【用法用量】煎服，10～15g；鲜用15～30g。

玉 竹

【性味归经】甘，微寒。归肺、胃经。

【功效】养阴润燥，生津止渴。

【应用】1. 用于阴虚肺燥的干咳少痰。2. 用于热病伤津，烦热口渴及消渴等。

【用法用量】煎服，10～15g。

黄　精

【性味归经】甘，平。归脾、肺、肾经。

【功效】滋肾润肺，补脾益气。

【应用】1. 用于阴虚肺燥，干咳少痰，及肺肾阴虚的劳嗽久咳等。2. 用于脾胃虚弱。3. 用于肾虚精亏的头晕，腰膝酸软，须发早白及消渴等。

【用法用量】煎服，10～30g。

枸杞子

【性味归经】甘，平。归肝、肾经。

【功效】补肝肾，明目。

【应用】用于肝肾不足，腰酸遗精及头晕目眩，视力减退，内障目昏，消渴等。

【用法用量】煎服，10～15g。

墨旱莲

【性味归经】甘、酸，寒。归肝、肾经。

【功效】补肝肾阴，凉血止血。

【应用】1. 用于肝肾阴虚的头晕目眩，须发早白，腰膝酸软，遗精耳鸣等。2. 用于阴虚血热的咯血，衄血，便血，尿血，崩漏等。

【用法用量】内服，10～15g。外用适量。

女贞子

【性味归经】甘、苦，凉。归肝、肾经。

【功效】补肝肾阴，乌须明目。

【应用】用于肝肾阴虚的目暗不明，视力减退，须发早白，腰酸耳鸣及阴虚发热等。

【用法用量】煎服，10～15g。

桑葚

【性味归经】甘，寒。归肝、肾经。

【功效】滋阴补血，生津，润肠。

【应用】1. 用于阴血亏虚的头晕耳鸣，目暗昏花，失眠，须发早白，遗精等。2. 用于津伤口渴，内热消渴及肠燥便秘等。

【用法用量】煎服，10～15g。

鳖甲

【性味归经】咸，寒。归肝、肾经。

【功效】滋阴潜阳，软坚散结。

【应用】1. 用于阴虚发热，阴虚阳亢，阴虚风动等证。2. 用于癥瘕积聚，疟母等。

【用法用量】入汤剂，15～30g；宜先煎。

第十八章　收涩药

凡以收敛固涩为主要作用的药物，称为收涩药，又称固涩药。

第一节　固表止汗药

麻黄根

【性味归经】甘，平。归肺经。

【功效】敛肺止汗。

【应用】用于自汗，盗汗。

【用法用量】煎服，3～9g。外用适量。

【使用注意】有表邪者忌用。

浮小麦

【性味归经】甘，凉。归心经。

【功效】敛汗，益气，除热。

【应用】1. 用于自汗，盗汗。2. 用于骨蒸劳热。

【用法用量】煎服，15～30g；研末服，3～5g。

【使用注意】表邪汗出者忌用。

第二节　敛肺涩肠药

五味子

【性味归经】酸、甘，温。归肺、心、肾经。

【功效】敛肺滋肾，生津敛汗，涩精止泻，宁心安神。

【应用】1. 用于久咳虚喘。2. 用于津伤口渴及消渴。

3. 用于自汗，盗汗。4. 用于遗精、滑精。5. 用于久泻不止。6. 用于心悸，失眠，多梦。

【用法用量】煎服，3～6g；研末服，每次1～3g。

【使用注意】凡表邪未满，内有实热，咳嗽初起，麻疹初期，均不宜用。

乌　梅

【性味归经】酸、涩，平。归肝、脾、肺、大肠经。

【功效】敛肺止咳，涩肠止泻，安蛔止痛，生津止渴。

【应用】1. 用于肺虚久咳。2. 用于久泻，久痢。3. 用于蛔厥腹痛，呕吐。4. 用于虚热消渴。

【用法用量】煎服，3～10g，大剂量可用至30g。外用适量，捣烂或炒炭研末外敷。止泻止血宜炒炭用。

五倍子

【性味归经】酸、涩，寒。归肺、大肠、肾经。

【功效】敛肺降火，涩肠止泻，固精止遗，敛汗止血。

【应用】1. 用于肺虚久咳或肺热咳嗽。2. 用于久泻，久痢。3. 用于遗精，滑精。4. 用于自汗，盗汗。5. 用于崩漏下血或便血痔血。

【用法用量】煎服，3～9g；入丸散服，每次1～1.5g。外用适量。研末外敷或煎汤熏洗。

【使用注意】湿热泻痢者忌用。

罂粟壳

【功效】涩肠止泻，敛肺止咳，止痛。

【应用】1. 用于久泻，久痢。2. 用于肺虚久咳。3. 用于胃痛，腹痛及筋骨疼痛。

【用法用量】煎服，3 ~6g。止咳蜜炙用，止泻止痛醋炒用。

【使用注意】本品易成瘾，不宜常用。咳嗽、泻痢初起邪实者忌用。

诃　子

【性味归经】苦、酸、涩，平。归肺、大肠经。

【功效】涩肠止泻，敛肺止咳，利咽开音。

【应用】1. 用于久泻，久痢，脱肛。2. 用于久咳，失音。

【用法用量】煎服，3 ~10g。涩肠止泻宜煨用，敛肺清热利咽开音宜生用。

肉豆蔻

【性味归经】辛，温。归脾、胃、大肠经。

【功效】涩肠止泻，温中行气。

【应用】1. 用于脾肾虚寒久泻。2. 用于胃寒胀痛，食少呕吐。

【用法用量】煎服，3～9g；入丸散服，每次0.5～1g。内服须煨熟去油用。

【使用注意】湿热泻痢者忌用。

赤石脂

【性味归经】甘、涩，温。归大肠、胃经。

【功效】涩肠止泻，收敛止血，敛疮生肌。

【应用】1. 用于久泻，久痢。2. 用于崩漏带下，便血等。3. 用于疮疡久溃。

【用法用量】煎服，10～20g。外用适量。研细末撒患处或调敷。畏官桂。

【使用注意】湿热积滞泻痢者忌服。孕妇慎用。

第三节　固精缩尿止带药

山茱萸

【性味归经】酸、涩，微温。归肝、肾经。

【功效】补益肝肾，收敛固涩。

【应用】1. 用于肝肾亏虚，头晕目眩，腰膝酸软，阳痿等证。2. 用于遗精，遗尿。3. 用于崩漏下血及月经过多。4. 用于大汗不止，体虚欲脱证。

【用法用量】煎服，5～10g；急救固脱 20～30g。

【使用注意】素有湿热，小便淋涩者，不宜应用。

覆盆子

【性味归经】甘、酸，微温。归肝、肾经。

【功效】益肾，固精，缩尿。

【应用】1. 用于肾虚不固所致的遗精、滑精、遗尿、尿频等证。2. 用于肝肾不足，目暗不明。

【用法用量】煎服，5～10g。

桑螵蛸

【性味归经】甘、咸，平。归肝、肾经。

【功效】固精缩尿，补肾助阳。

【应用】1. 用于遗精，遗尿等证。2. 用于肾虚阳痿。

【用法用量】煎服，6～10g。

【使用注意】本品助阳固涩，故阴虚多火，膀胱有热而小便频数者忌用。

海螵蛸

【性味归经】咸、涩，微温。归肝、肾经。

【功效】固精止带，收敛止血，制酸止痛，收湿敛疮。

【应用】1. 用于遗精，带下。2. 用于崩漏下血，吐血，便血及外伤出血。3. 用于胃痛吐酸。4. 用于湿疮，湿疹，溃疡不敛等。

【用法用量】煎服，6～12g，散剂酌减。外用适量。

金樱子

【性味归经】酸、涩，平。归肾、膀胱、大肠经。

【功效】固精缩尿，涩肠止泻。

【应用】1. 用于遗精，滑精，遗尿，尿频，带下等。2. 用于久泻，久痢。

【用法用量】煎服，6～12g。

莲　子

【性味归经】甘、涩，平。归脾、肾、心经。

【功效】益肾固精，补脾止泻，止带，养心。

【应用】1. 用于肾虚遗精，遗尿。2. 用于脾虚食少，久泻。3. 用于带下病。4. 用于虚烦，心悸，失眠。

【用法用量】煎服，10～15g，去心打碎用。

芡　实

【性味归经】甘、涩，平。归脾、肾经。

【功效】益肾固精，健脾止泻，除湿止带。

【应用】1. 用于遗精，滑精。2. 用于脾虚久泻。3. 用于带下病。

【用法用量】煎服，10～15g。

第十九章　涌吐药

凡以诱发呕吐为主要作用的药物，称为涌吐药，又称催吐药。

常　山

【性味归经】苦、辛，寒。有毒。归肺、胃、肝经。

【功效】涌吐痰涎，截疟。

【应用】1. 用于胸中痰饮。2. 用于疟疾。

【用法用量】煎服，4.5～9g；入丸散酌减。涌吐可生用，截疟宜酒制用。治疗疟疾宜在寒热发作前半天或2小时服用。

【使用注意】因能催吐，用量不宜过大，体虚及孕妇不宜用。

瓜 蒂

【性味归经】苦，寒。有毒。归胃经。

【功效】涌吐痰食，祛湿退黄。

【应用】1. 用于痰热郁于胸中及宿食停滞于胃所致的多种病证。2. 用于湿热黄疸。

【用法用量】煎服，2.5～5g；入丸散服，每次0.3～1g。外用适量。

【使用注意】体虚、吐血、咯血及上部无实邪者忌服。若剧烈呕吐不止，用麝香0.01～0.015g，开水冲服以解之。

胆 矾

【功效】涌吐痰涎，解毒收湿，祛腐蚀疮。

【应用】1. 用于风痰壅塞，喉痹，癫痫，误食毒物。2. 用于风眼赤烂，口疮，牙疳。3. 用于肿毒不溃或胬肉。

【用法用量】温水化服，0.3 ~ 0.6g。外用适量。研末撒或调敷，或以水溶化后外洗。

【使用注意】体虚者忌服。

第二十章　解毒杀虫燥湿止痒药

凡以解毒疗疮，攻毒杀虫，燥湿止痒为主要作用的药物，称为解毒杀虫燥湿止痒药。

雄 黄

【性味归经】辛，温。有毒。归心、肝、胃经。

【功效】解毒，杀虫。

【应用】1. 用于痈肿疔疮，湿疹疥癣，蛇虫咬伤。2. 用于虫积腹痛。

【用法用量】外用适量，研末撒敷，或香油调敷。入丸散服，每次 0.15 ~ 0.3g。

【使用注意】本品毒性较强，内服宜慎，不可过量久服。孕妇忌用。本品亦能从皮肤吸收，外用时不宜大面积涂擦及长期持续使用。切忌火煅，烧煅后即分解为三氧化二砷（As_2O_3）即砒霜，有剧毒。

硫　黄

【性味归经】酸，温。有毒。归肾、大肠经。

【功效】解毒杀虫止痒，补火助阳通便。

【应用】1. 用于疥癣，秃疮，湿疹。2. 用于寒喘，虚寒便秘。

【用法用量】外用适量，研末撒敷或香油调涂。入丸散服，1 ~ 3g。畏朴硝。

【使用注意】孕妇忌用。

白 矾

【性味归经】酸、涩，寒。归肺、肝、脾、大肠。

【功效】外用解毒、杀虫、止痒；内服化痰、止血、止泻。

【应用】1. 用于湿疹，湿疮，疥癣。2. 用于久泻，久痢。3. 用于便血，崩漏及创伤出血。4. 用于风痰所致之昏厥，癫痫，癫狂等。

【用法用量】外用适量，研末外敷，或化水熏洗。入丸散服，1~3g。

蛇床子

【性味归经】辛、苦，温。归肾经。

【功效】杀虫止痒，温肾壮阳。

【应用】1. 用于阴部湿痒，湿疹，疥癣等。2. 用于阳痿，不孕等证。

【用法用量】外用 15～30g，煎汤外洗；或适量研末外掺；或制成油膏、软膏、栓剂外用。煎服，3～10g。

第二十一章　拔毒化腐生肌药

凡以拔毒化腐，生肌敛疮为主要作用的药物，称为拔毒化腐生肌药。

升　药

【性味归经】辛，热。有大毒。归肺、脾经。

【功效】拔毒化腐。

【应用】用于痈疽溃后，脓出不畅；或腐肉不去，新肉难生。

【用法用量】外用适量。不用纯品，多与煅石膏配伍研末外用。

【使用注意】本品有毒，只可外用，不可内服。外用亦不可大量持续使用。本品拔毒化腐作用强烈，故外疡腐肉已去或脓水已尽者，不宜用。

轻　粉

【性味归经】辛，寒。**有大毒**。归大肠、小肠经。

【功效】攻毒，杀虫，敛疮。

【应用】用于疥癣，梅毒，疮疡溃烂。

【用法用量】外用适量。研末调涂，或制膏外贴。入丸散服，每次0.1～0.2g。

【使用注意】本品有毒，以外用为主，外用亦不可过量和久用；内服宜慎用，以防中毒。服后要及时漱口，以免口腔糜烂，及损伤牙齿。孕妇忌服。

砒　石

【功效】外用蚀疮去腐；内服劫痰平喘。

【应用】1. 用于癣疮，瘰疬，牙疳，痔疮，溃疡腐肉不脱。2. 用于寒痰哮喘。

【用法用量】外用适量。研末撒敷或入膏药中贴之。入丸散服，每次0.002～0.004g。

【使用注意】本品剧毒，内服宜慎用，须掌握好用法用量，不可持续服用，不能做酒剂服。孕妇忌服。外用也不宜过量，以防局部吸收中毒。

铅丹

【功效】拔毒生肌，杀虫止痒。

【应用】用于疮疡溃烂，皮肤湿疮。

【用法用量】外用适量。研末撒或熬膏用。入丸散服，每次0.3～0.6g。

【使用注意】本品有毒，不可持续服用，以防蓄积中毒。

炉甘石

【性味归经】甘，平。归肝、胃经。

【功效】解毒明目退翳，收湿生肌敛疮。

【应用】1. 用于目赤翳障，烂弦风眼。2. 用于溃疡不敛，皮肤湿疮。

【用法用量】外用适量。水飞点眼，研末撒或调敷。

硼 砂

【性味归经】甘、咸，凉。归肺、胃经。

【功效】外用清热解毒，内服清肺化痰。

【应用】1. 用于咽喉肿痛，口舌生疮，目赤翳障。2. 用于痰热壅滞，痰黄黏稠，咳吐不利。

【用法用量】外用适量。研细末撒布或调敷患处，或配制眼剂外用。入丸散，每次1.5～3g。

《十八反歌》

本草明言十八反，半蒌贝蔹及攻乌。藻戟遂芫俱战草，诸参辛芍叛藜芦。

《十九畏歌》

硫黄原是火中精，补硝一见便相争。水银莫与砒霜见，狼毒量怕密陀僧。巴豆性烈最为上，偏与牵牛不顺情。丁香莫与郁金见，牙硝难合荆三棱。川乌草乌不顺犀，人参最怕五灵脂。官桂善能调冷气，若逢石脂便相欺。大凡修合看顺逆，炮爁炙煿莫相依。

《妊娠服药禁忌歌》

芫斑水蛭及虻虫，乌头附子配天雄，野葛水银并巴豆，牛膝薏苡与蜈蚣，三棱芫花代赭麝，大戟蝉蜕黄雌雄，牙硝芒硝牡丹桂，槐花牵牛皂角同，半夏南星与通草，瞿麦干姜桃仁通，硇砂干漆蟹爪甲，地胆茅根与䗪虫。